CHE
Y LA MEDICINA

CHE
Y LA MEDICINA

Compilación
Aleida Guevara March

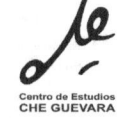

Centro de Estudios
CHE GUEVARA

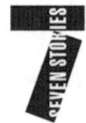

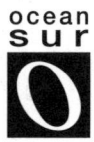

Seven Stories Press/Ocean Sur
140 Watts Street
New York, NY 10013
www.sevenstories.com

ISBN: 978-1-64421-431-2 (pbk)
ISBN: 978-1-64421-432-9 (ebook)

Impreso en Canadá

Índice

ERNESTO GUEVARA DE LA SERNA

Ernesto Guevara de la Serna nació en Rosario, Argentina el 14 de junio de 1928. Como estudiante de medicina en Buenos Aires y después de graduado como médico, viajó a través de América Latina. Mientras vivía en Guatemala durante 1954 fue testigo presencial del derrocamiento del gobierno de Jacobo Árbenz por una operación militar organizada, financiada y dirigida por la CIA con la participación de militares guatemaltecos y mercenarios.

Después de la invasión, Guevara fue a Ciudad México. Allí se vinculó con revolucionarios cubanos del Movimiento 26 de Julio a los que había conocido en Guatemala y que se preparaban para liberar a su patria del dictador Fulgencio Batista. En julio 1955 conoció a Fidel Castro e inmediatamente se alistó en la expedición guerrillera organizada por este. Los revolucionarios cubanos le apodaron «Che», una forma de saludo muy popular en Argentina.

Del 25 de noviembre al 2 de diciembre de 1956, los expedicionarios navegaron hacia Cuba a bordo del yate Granma para comenzar la lucha armada revolucionaria en las montañas de la Sierra Maestra. El originalmente médico, se convirtió en el primer comandante del Ejército Rebelde en julio de 1957.

A fines de diciembre de 1958, el Che dirigió las fuerzas del Ejército Rebelde en la victoriosa batalla de Santa Clara, una de las acciones decisivas de la guerra contra la tiranía.

Tras el triunfo del 1ro. de enero de 1959, se convirtió en uno de los principales líderes del gobierno revolucionario. A partir de septiembre se desempeñó como Jefe del Departamento de Industrialización del Instituto Nacional de Reforma Agraria; en noviembre fue designado presidente del Banco Nacional de Cuba, y en febrero de 1961 fue nombrado ministro de Industrias. Encabezó numerosas delegaciones cubanas en foros internacionales y ante las Naciones Unidas.

En abril de 1965, Guevara salió de Cuba para participar directamente en las luchas revolucionarias de otros países. Pasó algunos meses en el Congo, África; retornó a Cuba secretamente en julio de 1966 para participar en un intenso entrenamiento y en noviembre de ese año, arribó a Bolivia donde encabezó una columna guerrillera que combatió contra la dictadura militar en dicha nación. Fue herido y capturado por entrenadores norteamericanos y tropas contrainsurgentes bolivianas el 8 de octubre de 1967; fue asesinado al siguiente día.

EL CHE Y LA MEDICINA

«… que vale, pero millones de veces más, la vida de un solo ser humano,
que todas las propiedades del hombre más rico de la tierra».

Es siempre un gran reto escribir lo que en ocasiones puedes hablar con alguna facilidad. Plasmar en una hoja de papel o en otro medio, palabras que quedarán al alcance de otros, es para mí difícil. ¿Entenderán los lectores todo cuanto quiero decir, le haré justicia al hombre de quien tomo sus escritos y por tanto parte de su vida? No lo sé. Sin embargo, me parece apasionante poder compartir con ustedes lo que me nutre y me estimula a ser mejor profesional de la medicina y también mejor ser humano.

Entonces acompáñenme por este recorrido, con algo de historia y tratando de ser fiel al médico que se va transformando poco a poco en un completo revolucionario.

Comenzaremos en la universidad de Buenos Aires, cuando el joven Ernesto Guevara de la Serna, cursa los estudios de medicina desde 1948 hasta 1953. Orientado desde el inicio de su carrera hacia la investigación experimental de los fenómenos alérgicos, bajo la dirección del Dr. Salvador Pisani, rescataremos algunos de los trabajos publicados en esa época.

Las reflexiones que realiza en su despertar por los caminos de la Patria Grande están llenas de ternura y de preocupación por sus semejantes. Al llegar a Guatemala comienza a preparar el plan de un posible libro que en aquel momento llamó *La función del médico en Latinoamérica*. Desde mi punto de vista es muy ambicioso por la cantidad de temas que toca, pero muy interesante; desgraciadamente no desarrolló la mayoría de los acápites, pero nos deja algunos pasajes que sin duda compartiremos con ustedes. En México trabaja junto al profesor Salazar Mallén, donde publica algunos trabajos y siembra amistades a las que luego acudirá en beneficio del pueblo cubano.

Con posterioridad —en circunstancias diferentes—, llegarán los enfrentamientos en la Sierra Maestra, inicialmente en su función como médico-combatiente, esbozando líneas sobre el tratamiento de enfermos y heridos en combate; experiencia que reflejará en su libro *Guerra de guerrillas*, donde escribe un acápite sobre sanidad.

En su corta carrera como profesional de la medicina, trabaja intensamente y no solo desde el punto de vista científico, sino que intenta tratar la enfermedad más cruel que sufre el ser humano: la pobreza a la que son sometidos millones de hombres y de mujeres y la indolencia de otros tantos ante esto.

Ya con la Revolución en el poder, el Che contribuye con sus ideas y conocimientos a la formación de un médico diferente, convirtiéndose en precursor de la concepción de un galeno como transformador social, con la misión de preservar la salud del hombre y su hábitat. Nos deja discursos muy importantes, que devienen en guías para los que amamos nuestra profesión y la ejercemos sin ánimos de lucro.

Tengo el placer de convivir con un grupo humano que utiliza su gran capacidad para amar y entregarse en beneficio de los más desposeídos y necesitados, por lo que llevan en sí, la fuerza necesaria para cambiar este mundo y proclamar tal y como dijera el Che Guevara: «... que vale, pero millones de veces más, la vida de un solo ser humano, que todas las propiedades del hombre más rico de la tierra». Hoy Cuba muestra al mundo que, a pesar del criminal bloqueo al que nos somete Estados Unidos por muchos años, continuamos educando a un ser humano especial que no es más que el fruto de una sociedad que tiende a formar a sus hijos en el respeto al ser humano, con el ejemplo de hombres y mujeres que se convierten en modelos a seguir, que nos estimulan y retan con sus propias vidas a continuar perfeccionándonos, para ser más útiles a nuestro pueblo y a todos los pueblos del mundo. Aquí hay retazos de una vida que se multiplica en millones. Gracias Che, gracias doctor, gracias papá.

Aleida Guevara March

PRIMERA ETAPA

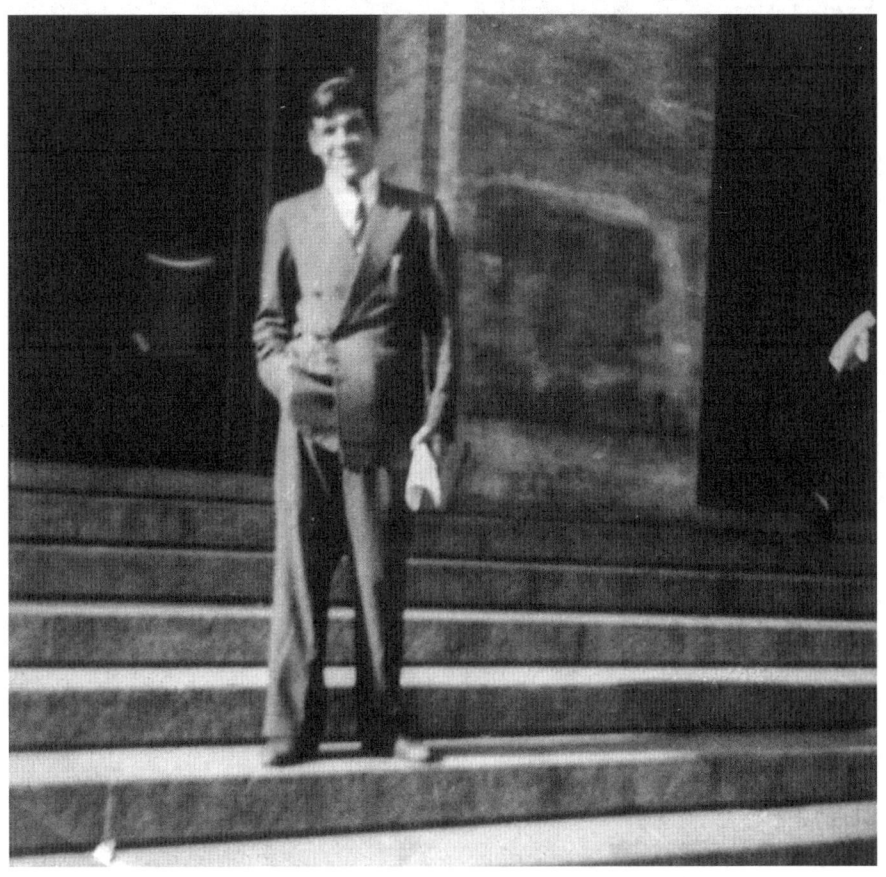

En la escalinata de la Facultad de Medicina.

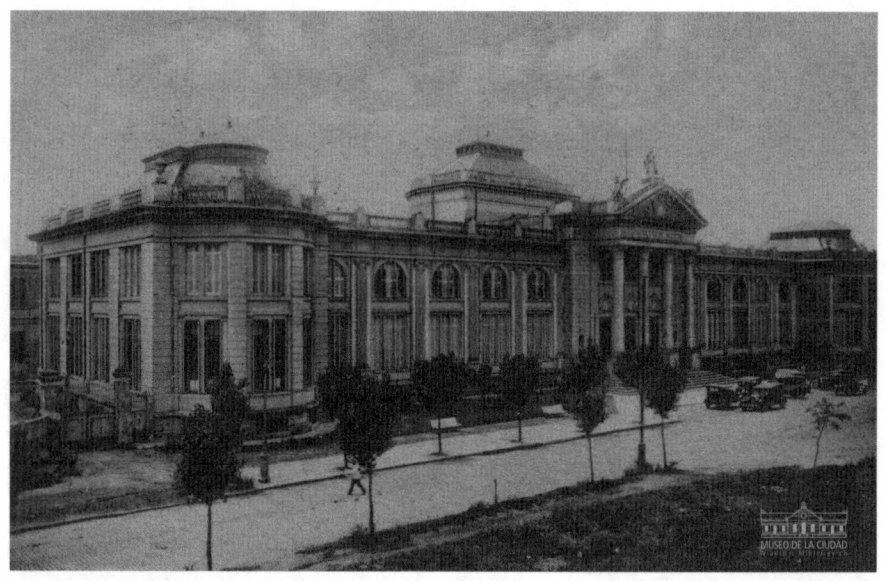

Calle Santa Fe y Avenida Francia. Edificio de la Facultad de Medicina.

Título de Medicina.

Inicios de una carrera

En marzo de 1947, la familia de Ernesto Guevara regresaba a Buenos Aires: la abuela paterna enferma gravemente y el joven Ernesto la cuida por 17 días, según narra su padre en el libro *Mi hijo el Che*, siendo esto un factor detonante en su decisión de ser médico. Ese mismo año se inscribe en la Facultad de Medicina.

En ese libro, el padre describe a un joven muy activo que tenía que trabajar para ganarse la vida y no aceptaba ayuda monetaria de los padres para estudiar medicina, por lo que fungió como enfermero en la flota mercante del Estado y en los barcos petroleros, empleado como practicante dentro de la Sanidad Municipal; trabajó en el consultorio y laboratorio del doctor Pisani y otros trabajos más.

Conoce al doctor Pisani como paciente y, según el padre, mejora mucho, por lo que se siente estimulado e inclinado por la especialidad de alergia. Entre ambos se establece una relación de camaradería; se integra al grupo de jóvenes profesionales que acompañan al ya conocido especialista, y junto a ellos realiza varios estudios científicos que se publican más tarde en varias revistas médicas.

Obtiene el título de médico el 12 de junio de 1953.

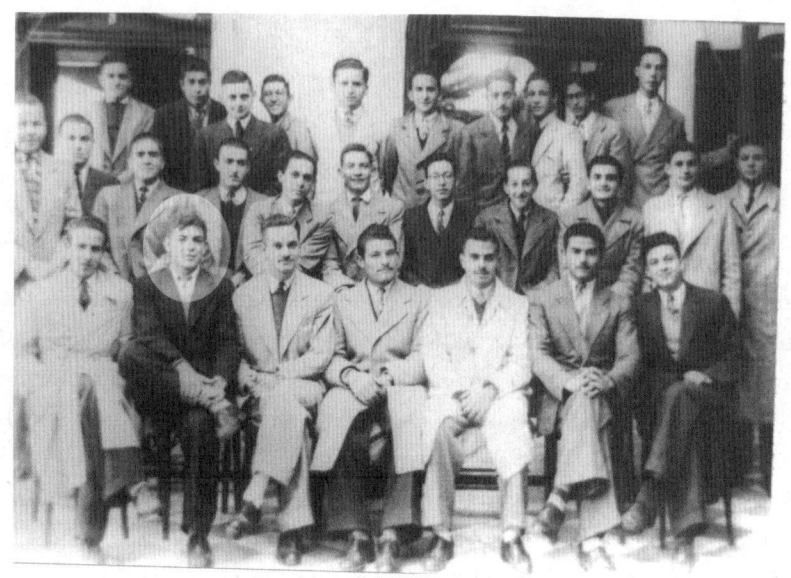

Con el grupo de estudiantes de Medicina.

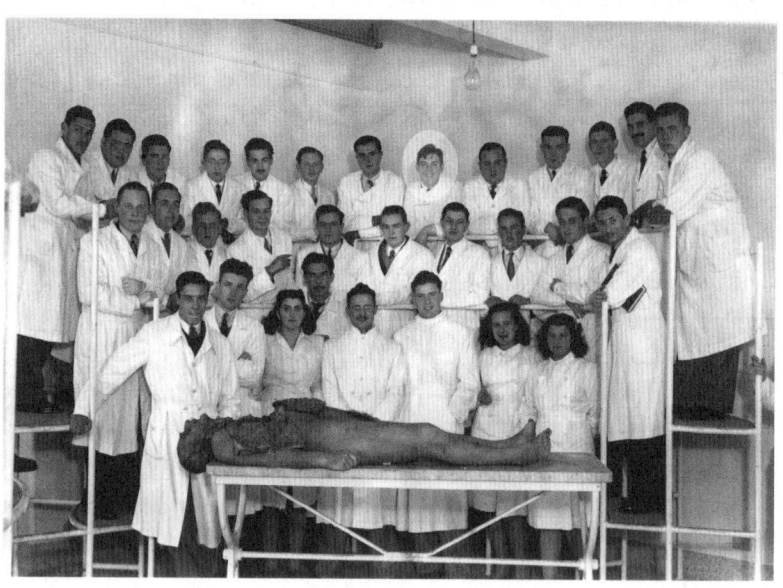

En el salón de Anatomía de la Facultad de Medicina con sus compañeros.
Buenos Aires, 1948.

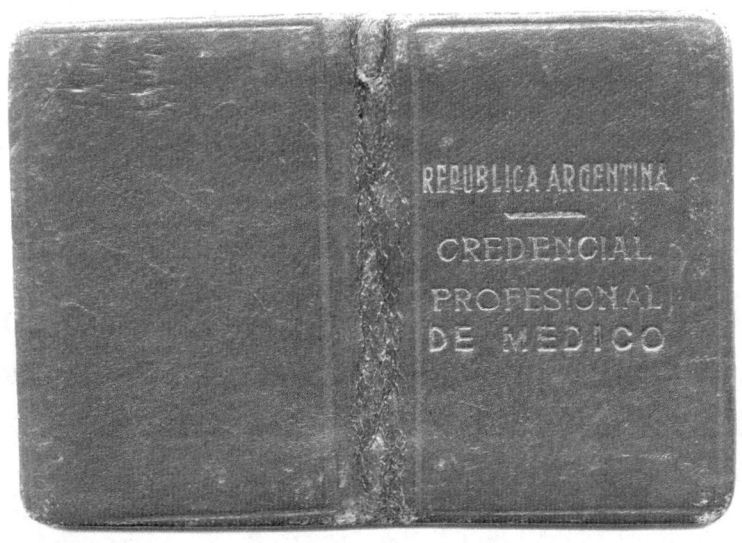

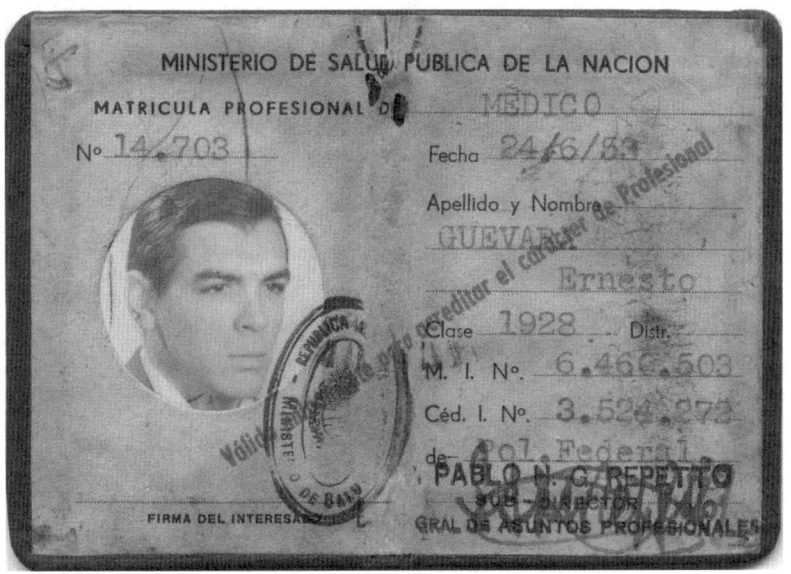

Carné de Médico, expedido el 24 de junio de 1953.

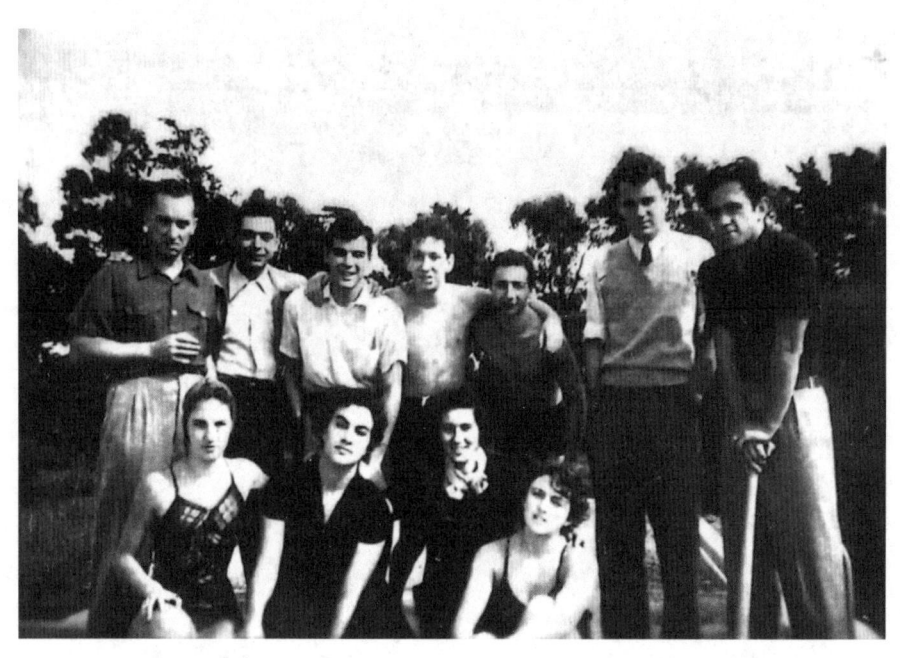

Su trabajo junto al Dr. Pisani*

¿Podría contarnos cómo es que conoció a Ernesto Guevara?

¡Buenas tardes! A Ernesto lo conocí en un instituto de alergia, yo había ido a ese instituto, estaba tratando de ver… tenía una rinitis y en ese lugar cuando yo entré en la facultad, el jefe del instituto, que manejaba toda la parte del instituto, me dijo por qué no vienes a trabajar con nosotros, además de aprender que no le vamos a cobrar ya el estudio personal. Entonces entré al lugar, me gustaba el laboratorio y me encontré con que habían otras personas también que habían ido como yo por un problema de sintomatología alérgica; por ejemplo había uno de ellos que era asmático, y que tenía siempre un aparatito que tenía una bolsa de goma que lo apretaba y salía un broncodilatador, que se llamaba Asmopul, una de esas personas que estaba más adelantado que yo en la facultad, empezamos junto con… el director del instituto nos dio tipo de trabajo para hacer.

¿Y quién era ese estudiante con asma?

Ese estudiante con asma, se llamaba Ernesto, todo lo que sabía, se llamaba Ernesto, el apellido era Guevara, (…) así fue como conocí a Ernesto en ese lugar, por ser los dos pacientes del instituto del Dr. Salvador Pisani que supe que era uno de los alergistas más importante de Argentina en ese momento.

¿Podría contarnos en que consistían los estudios en el laboratorio?

El Dr. Salvador Pisani tenía una teoría muy original, sabes que los alérgicos, el mecanismo de la alergia es inmunológico, hay una sustancia que se llama antígeno, después puedo explicar si quiere qué es y que forma un anticuerpo, un anticuerpo que no es un anticuerpo protector, al contrario, es

---

*   Entrevista con el Dr. Carlos Inglesini, alergólogo, compañero del Che en su época estudiantil. Es un hombre mayor y sus recuerdos no siempre son fluidos, pero quisimos poner fragmentos al no tener testimonios explícitos y espontáneos de esa etapa. La entrevista fue realizada por la periodista argentina Silvia Velarga.

un anticuerpo que produce enfermedad. El anticuerpo protector es la ganmaglobulina G y el que produce la alergia es la ganmaglobulina E.

Bueno, entonces, Pisani decía que para que haya una reacción al polen tenía que estar sensibilizado de alguna manera, tenía que haber alguna sustancia que fabricara un anticuerpo que coincidiera, como si fuese producida por el polen, eso él lo llamó coincidencia antigénica; es decir, que una sustancia produce anticuerpo y otras eventualmente que no tienen nada que ver, como puede ser, por ejemplo, como yo expliqué antes un polen, una graminia; que ese polen pueda coincidir con un alimento, como huevo, chocolate, carne de cerdo, por ejemplo; entonces tiene que tener un anticuerpo ya formado, anticuerpo como dije antes ganmaglobulina E, ya formado para que cuando aparezca la sustancia que coincida, que por ejemplo es el polen, se junte con el anticuerpo que no está producido por el mismo polen, está producido por otro elemento, por ejemplo, lo que mencioné antes alimenticios. Esa coincidencia entre el anticuerpo que produce un alimento y que produce un polen es el que produce el síntoma, eso se llama coincidencia antigénica y ese es el tema que nos dio Salvador, le dio a Ernesto para trabajar y Ernesto me dijo: mira, vamos a trabajar esto que es muy importante.

¡Ah, bueno! ¡Muy bien! Dr., ¿usted recuerda cuando el Che, Ernesto, se fue en la moto de viaje? ¿Se despidió de ustedes?

En uno de los viajes de Ernesto, creo que era el primer viaje… cuando se iba para la zona de Chile, se despidió, salió del laboratorio en Palermo y bueno estábamos en la calle, estaba la gente que estábamos trabajando para despedirlo desde la calle, y él viajaba con su amigo, no sé si era Granados o el otro amigo de él, no me acuerdo bien, y me acuerdo que llevaba dos valijas, una valija chica y una más grande, llevaban libros y ropas; bueno, en la valija grande llevaban los libros y en la valija chica llevaban las ropas y además una cosa que no me lo puedo explicar por qué me acuerdo, pero Ernesto estaba vestido con una camisa, con esa tela celeste y tenía un pantalón gris.

¿Usted recuerda lo que le dijo Pisani cuando se iban en la moto?

Bueno, Pisani también se fijó en eso, y dijo: ¡Cómo! ¡Lleva más libros que ropas, Ernesto!, y Ernesto se reía.

¿Y lo vieron cuando regresó de ese viaje?

Lo vimos… nos contó del viaje… Ernesto volvió, nos contó que pasó un mes viviendo con, no sé si eran indígenas o población ahí de ese tipo, que los explotaban, pero totalmente y los trataban como animales, decía… dijo él; estaba muy preocupado y siempre decía hay que hacer algo por esta gente, que no puede ser que sigan viviendo así, es decir, que tenemos que hacer nosotros algo, de alguna manera algo para evitar que se trate así a la gente.

Cuando volvió de ese viaje le faltaban varias materias para recibirse y las últimas materias en Medicina son varias materias, por ejemplo 7 u 8 materias, no me acuerdo, pero que son cortas porque son las especialidades, y Ernesto dio los exámenes y cuando terminó todo el personal del laboratorio lo homenajeó con un asado en la Quinta del Protector Económico del laboratorio que era el Sr. Benjamín Duó.

Y después emprendió el segundo viaje.

(…) Después de emprender el segundo viaje ya no volvimos a verlo, no tenía más noticias suyas y no sabíamos lo que estaba pasando en Cuba, pero cuando nos anoticiamos de que había triunfado la Revolución Cubana y que había llegado a La Habana el Comandante Fidel Castro y su segundo Comandante el argentino Che Guevara, yo dije: ¡Es Ernesto!

¡Qué emocionante! ¿Y cómo usted cree que pudo Ernesto, con esa afección asmática, ser guerrillero y estar sometido a estrés, a condiciones de clima húmedo?

Es difícil responderle a eso, lo que puedo responderle es que evidentemente el asma es muy importante, es muy difícil sobreponerse a ciertos esfuerzos físicos, pero parece que la voluntad y las ganas pueden más que la fisiología bronquial.

Dr. SALVADOR PISANI y Sres. J. M. y M. POIRON,
E. GUEVARA y H. SCHERB

PRODUCCION EXPERIMENTAL DE DISPOSICION ALERGICA HEREDADA EN EL COBAYO

Apartado de la Revista
LA SEMANA MEDICA
Tomo 100 - N° 17 - Abril 24 de 1952

BUENOS AIRES
1952

Apartados de la revista *La semana médica* de abril de 1952 (1).

HISTAMINASA EN SUERO DE MUJERES ALERGICAS EN EL CURSO DEL EMBARAZO

Dr. Salvador Pisani, Sra. Amelia María G. M. de Duhau y Sr. J. M. Poirón

Año LXIV – N⁹ 3327 – Tomo 111 – N⁰ 7 – Agosto 15 de 1957

DOSAJE DE HISTAMINASA EN ORGANOS HUMANOS

Dres. Salvador Pisani, Ernesto Guevara, W. Sánchez de la Vega,
Sr. J. M. Poirón y Srta. Liria Bocciolesi

Año LXIV – N⁰ 3338 – Tomo 111 – N⁰ 18 – Octubre 31 de 1957

DOSAJE DE HISTAMINASA EN ORGANOS DE ANIMALES

Dres. Salvador Pisani, W. Sánchez de la Vega, Sr. Juan M. Poirón
y Srta. Liria Bocciolesi

Año LXIV – N⁰ 3329 – Tomo 111 – N⁰ 9 – Agosto 29 de 1957

HISTAMINASA EN PLACENTA HUMANA Y MANIFES-TACIONES ALERGICAS PRECOCES EN EL HIJO

Dres. Salvador Pisani, Manuel Asrilant, Sra. A. M. G. M. de Duhau,
Sr. J. M. Poirón y Srta. Liria Bocciolesi

Año LXIV – N⁰ 3337 – Tomo 111 – N⁰ 17 – Octubre 24 de 1957

MANIFESTACIONES ALERGICAS MATERNAS EN EL CURSO DEL EMBARAZO Y MANIFESTACIONES ALERGICAS PRECOCES EN EL HIJO

Dres. Salvador Pisani, W. Sánchez de la Vega y Sr. J. M. Poirón

Año LXIV – N⁰ 3335 – Tomo 111 – N⁰ 15 – Octubre 10 de 1957

□

Apartados de la revista, LA SEMANA MÉDICA

□

BUENOS AIRES
1957

Apartados de la revista *La semana médica* de abril de 1952 (2).

DOSAJE DE HISTAMINASA EN ORGANOS HUMANOS

POR LOS DOCTORES

**SALVADOR PISANI, ERNESTO GUEVARA, W. SÁNCHEZ DE LA VEGA,
Sr. J. M. POIRON y Srta. LIRIA BOCCIOLESI**

CONOCEMOS en forma más o menos aproximada el papel de la histamina o sustancias "H" en el desencadenamiento de las reacciones anafilácticas y de las reacciones alérgicas.

Como la sustancia específicamente destructora de la histamina en el organismo es la histaminasa, quisimos determinar la tasa de esta sustancia en algunos órganos humanos. Sabemos que la histaminasa es una enzima que posee, al parecer, una constitución proteica y se encuentra comprendida dentro de la fracción globulínica de las proteínas. Dicha enzima es difícilmente dosable en la sangre humana, salvo en mujeres portadoras de embarazo, en las que a partir del tercer mes del mismo empieza a aparecer en sangre y se eleva en forma paulatina hasta el sexto mes en que alcanza un nivel tope en el que se mantiene hasta el final del embarazo. Estos trabajos serán motivo de otra comunicación.

La técnica que usamos para la determinación de la tasa de histaminasa es la siguiente:

Se toman 4 g de órgano, se desintegran y se suspenden en 10 cm³ de Buffer, durante 24 horas en heladera. A continuación se centrifuga y con el líquido sobrenadante se preparan dos muestras; la primera con 2 cm³ y la segunda con 5 cm³. Se completan ambas a 9 cm³ con solución fisiológica a pH 7. Se agrega luego 1 cm³ de diclorhidrato de histamina 1:100.000 en solución fisiológica. Se prepara una solución testigo que contenga 9 cm³ de solución fisiológica a pH 7 y 1 cm³ de histamina 1:100.000. Todas estas muestras se mantienen a 37° durante 1 hora en la estufa. Terminada la incubación se congelan rápidamente y se mantienen a menos 20° hasta el momento de su medición.

Los órganos estudiados fueron hígado, intestino, pulmón y riñón. Como considerábamos que pudiera haber diferencia en el nivel histaminolítico de los órganos en individuos adultos y niños, tomamos a ambos por separado, pero como veremos ulteriormente, no ha habido una diferencia apreciable entre los niveles observados en unos y otros.

Se estudiaron los órganos de 34 niños y 92 adultos. Se consideró la mayor cantidad de factores que nos parecieron capaces de alterar el nivel histaminolítico de los órganos.

Los niños estudiados tenían hasta 12 años de edad y se trató de establecer relaciones entre la tasa de histaminasa y los siguientes factores: se tomaron en cuenta las diversas edades; hasta 1 mes, 3 meses, 1 año, y de 1 a 12 años, y no se encontró ninguna relación con estos factores. Lo mismo puede decirse con respecto al sexo. Se trató de determinar la importancia del tiempo transcurrido entre el día de la muerte, día de la autopsia y día en que se realizó la investigación. Se trató de establecer relación con síntomas o signos observados en el enfermo, tales como vómitos, diarreas, obnubilación, deshidratación, disnea, convulsiones, ictericia, fiebre y en este último caso se consideraron los días en que se mantuvo el proceso febril; no encontrándose relación con ninguno de los factores anotados.

Los diagnósticos clínicos fueron los siguientes: toxicosis, osteomielitis, sarampión y coqueluche. La medicación empleada en el curso de la enfermedad que llevó a la muerte fueron las siguientes: antibióticos (todos), digital, insulina, éter, vitaminas, nicotibina, analépticos, hormonas adrenales, antiespasmódicos, sedantes (barbitúricos, bromuros), ginergeno, morfina, antihistamínicos, sulfas, diuréticos, adrenalina, transfusiones, foliculina, progesterona, luteína, oxigeno, prostigmín, epamín, extracto hepático, hialuronidasa, testovirón, antitérmicos (aspirina, criogenina, fenacetina), piramidón y cafeína.

Las lesiones anátomopatológicas encon-

Apartados de la revista *La semana médica* de abril de 1952 (3).

TRANSMISION PASIVA DE LA SENSIBILIDAD PARA ANTIGENO DE TENIA SAGINATA

DOS CASOS

POR

Dr. Salvador Pisani,
Sr. J. M. Poirón,
Sra. M. Pisani de Poirón,
Dr. Ernesto Guevara

LEÍDO EN LA SOCIEDAD ARGENTINA DE ALERGIA
el 3 de diciembre de 1953

Apartado de la Revista
A L E R G I A
Vol. I – Noviembre de 1953 – Nº 2

Apartados de la revista *La semana médica* de abril de 1952 (4).

TRANSMISION PASIVA DE LA SENSIBILIDAD PARA
ANTIGENO DE TENIA SAGINATA

DOS CASOS

Dr. Salvador Pisani, Sr. J. M. Poirón, señora M. Pisani de Poirón, Dr. Ernesto Guevara.

Vamos a describir dos casos de enfermos alérgicos que sufrían una parasitación por *Tenia Saginata,* los dos resultan de verdadero interés, porque en ambos el parásito actuaba como agente desencadenante de la manifestación alérgica y como se verá más adelante existía una "real" sensibilización clínica para el mismo y en fin se demostró la presencia de anticuerpos circulantes en los enfermos parasitados por la prueba de transmisión pasiva con la técnica de Prausnitz-Küstner.

CASO Núm. 1: P. S., Sexo: Femenino. Edad: 19 años. Fecha de ingreso: 12 VIII/'49.

Antecedentes hereditarios y familiares: sin importancia.

Antecedentes personales: difteria a los 8 años, tratada con suero. Enfermedad actual: primera crisis de asma a los 7 años y desde entonces continuaron ininterrumpidamente hasta los 14 años en que entró en un período de calma espontáneo, en febrero de 1949, nueva crisis de asma y rinitis vasomotora que continúa hasta la fecha.

Estado actual: Pulmones, sibilancias en ambos campos. Corazón, normal. Hígado, 1 través del reborde. Resto, sin interés.

Análisis clínicos: Kahn estandard y presuntiva, negativa, Eritrosedimentación, 1ra. 14, 2da. 35. Orina normal. Materia fecal, *ameba histolítica* forma vegetativa. *Blastocystis hominis.* Esputo, flora banal.

INVESTIGACION ALERGICA

Pólenes: negativos. Inhalantes: sensibilización moderada a pluma de gallina, pavo, pato y ganso. Estopa, esparto, kapock (paina), crin, manta de algodón (guata), lana y detritus vegetales; y fuerte a polvo

Apartados de la revista *La semana médica* de abril de 1952 (5).

Primer viaje por América Latina

«El personaje que escribió estas notas murió al pisar de nuevo tierra Argentina, el que las ordena y pule, "yo", no soy yo; por lo menos no soy el mismo yo interior. Ese vagar sin rumbo por nuestra "Mayúscula América" me ha cambiado más de lo que creí».

Así escribe en sus *Notas de viaje*, de cuyo texto extraemos algunos apuntes relacionados con sus primeras experiencias como médico.

«Mucho no puedo hacer por la enferma...»[1]

(...) Tratábamos de establecer contacto directo con los médicos de Petrohué pero estos, vueltos a sus quehaceres y sin tiempo para perder, nunca se avenían a una entrevista formal, sin embargo ya los habíamos localizado más o menos bien y esa tarde nos dividimos, mientras Alberto [Granado] les seguía los pasos yo me fui a ver una vieja asmática que era clienta de La Gioconda. La pobre daba lástima, se respiraba en su pieza ese olor acre de sudor concentrado y patas sucias, mezclado al polvo de unos sillones, única paquetería de la casa. Sumaba a su estado asmático una regular descompensación cardíaca. En estos casos es cuando el médico consciente de su total inferioridad frente al medio, desea un cambio de cosas, algo que suprima la injusticia que supone el que la pobre vieja hubiera estado sirviendo hasta hacía un mes para ganarse el sustento, hipando y penando, pero manteniendo frente a la vida una actitud erecta. Es que la adaptación al medio hace que en las familias pobres el miembro de ellas incapacitado para ganarse el sustento se vea rodeado de una atmósfera de acritud apenas disimulada; en ese momento se deja de ser padre, madre o hermano para convertirse en un factor negativo en la lucha por la vida y como tal, objeto del rencor de la comunidad sana

---

[1]   Tomado del relato «La sonrisa de la Gioconda», p. 62.

que le echa su enfermedad como si fuera un insulto personal a los que deben mantenerlo.

Allí, en estos últimos momentos de gente cuyo horizonte más lejano fue siempre el día de mañana, es donde se capta la profunda tragedia que encierra la vida del proletariado de todo el mundo; hay en esos ojos moribundos un sumiso pedido de disculpas y también, muchas veces, un desesperado pedido de consuelo que se pierde en el vacío, como se perderá pronto su cuerpo en la magnitud del misterio que nos rodea. Hasta cuándo seguirá este orden de cosas basado en un absurdo sentido de casta es algo que no está en mí contestar pero es hora de que los gobernantes dediquen menos tiempo a la propaganda de sus bondades como régimen y más dinero, muchísimo más dinero, a solventar obras de utilidad social. Mucho no puedo hacer por la enferma: simplemente le doy un régimen aproximado de comidas y le receto un diurético y unos polvos antiasmáticos. Me quedan unas pastillas de dramamina y se las regalo. Cuando salgo, me siguen las palabras zalameras de la vieja y las miradas indiferentes de los familiares.

Alberto ya cazó al médico: al día siguiente a las 9 de la mañana hay que estar en el hospital.

«Chile, ojeada de lejos»

Empecemos por nuestra especialidad médica: el panorama general de la sanidad chilena deja mucho que desear (después supe que era muy superior a la de otros países que fui conociendo). Los hospitales absolutamente gratuitos son muy escasos y en ellos hay carteles como el siguiente ¿Por qué se queja de la atención si usted no contribuye al sostenimiento de este hospital? A pesar de esto, en el norte suele haber atención gratuita pero el pensionado es lo que prima; pensionado que va desde cifras irrisorias, es cierto, hasta verdaderos monumentos al robo legal. En la mina de Chuquicamata los obreros accidentados o enfermos gozan de asistencia médica y socorros hospitalarios por la suma de 5 diarios (chilenos), pero los internados ajenos a la Planta pagan entre $300 y $500 diarios. Los hospitales son pobres, carecen en general de medicamentos y salas adecuadas. Hemos visto salas de operaciones mal alumbradas y hasta sucias y no en puebluchos sino en el mismo Valparaíso. El instrumental es insuficiente. Los baños muy sucios. La conciencia sanitaria de la nación es escasa. Existe en Chile (después lo vi en toda América prácticamente), la costumbre de no tirar los papeles higiénicos usados a la letrina, sino afuera, en el suelo o en cajones puestos para eso (pp. 82 y 83).

Como país, Chile ofrece posibilidades económicas a cualquier persona de buena voluntad que no pertenezca al proletariado, vale decir, que acompañe su trabajo de cierta dosis de cultura o preparación técnica. Tiene en su territorio facilidad para sustentar la cantidad suficiente de ganado como para abastecerse (lanar sobre todo), cereales en cantidad aproximadamente necesaria y minerales como para convertirse en un poderoso país industrial, ya que tiene minas de hierro, cobre, hulla, estaño, oro, plata, manganeso, salitre. El esfuerzo mayor que debe hacer es sacudirse el incómodo amigo Yanqui de las espaldas y esa tarea es, al menos por el momento, ciclópea, dada la cantidad de dólares invertidos por esta nación y la facilidad con que pueden ejercer una eficaz presión económica en el momento en que sus intereses se vean amenazados (p. 84).

Leprosorio de Huambo, Perú[2]

A la mañana siguiente fuimos a dar una visita a los enfermos del hospitalito. La gente que está a cargo de él cumple una labor callada y benéfica; el estado general es desastroso, en un pequeño reducto de menos de media manzana del cual dos tercios corresponden a la parte enferma, transcurre la vida de estos condenados que en número de treinta y uno ven pasar su vida, viendo llegar la muerte (por lo menos eso pienso), con indiferencia. Las condiciones sanitarias son terribles, y esto, que a los indios de la montaña no les produce ningún efecto, a personas venidas de otro medio, aunque sea levemente más culto, las desazona enormemente y de pensar que tendrán que pasar toda su vida entre esas cuatro paredes de adobe, rodeados de gente que habla otro idioma y cuatro sanitarios a quienes ven un rato en todo el día, se produce un colapso psíquico.

Entramos en una pieza con techo de paja brava, cielo raso de caña y piso de tierra, donde una chica de piel blanca lee *El primo Basilio* de Queirós. Apenas comenzamos a conversar y la chica se pone a llorar desconsolada-

---

2   Tomado del relato «Huambo».

mente calificando la situación de calvario. La pobre, venida de las regiones amazónicas, fue a parar a Cuzco, donde le diagnosticaron el mal y le dijeron que la mandarían a un lugar mucho mejor para que se curara. El hospital de Cuzco, sin ser por supuesto una maravilla, tiene un cierto grado de confort. Creo que el calificativo de «calvario», en la situación de la muchacha, era muy justo: lo único que es aceptable en el establecimiento es el tratamiento medicamentoso, el resto solo lo puede aguantar el espíritu sufrido y fatalista del indio de la montaña peruana. La imbecilidad de los vecinos del lugar agrava el aislamiento de enfermos y sanitarios. Nos contaba uno de ellos que el médico jefe, cirujano, debía realizar una operación más o menos importante, imposible de efectuar sobre una mesa de cocina y careciendo absolutamente de todo recurso quirúrgico; pidió entonces un lugar aunque fuera en la morgue del vecino hospital de Andahuaylas, la respuesta fue negativa y la enferma murió sin tratamiento (pp. 117 y 118).

Palpar de cerca la vida de los enfermos de lepra[3]

La tarde la dedicamos a conocer el leprocomio bajo la dirección del doctor Molina, quien además de ser un buen leprólogo parece ser un magnífico cirujano de tórax. Como de costumbre, fuimos a comer a lo del doctor Pesce.

(…) Por la tarde nos dedicamos a conocer el laboratorio; que no tiene mucho que envidiarle y deja mucho que desear, pero en cambio tiene un fichero bibliográfico formidable por la claridad y método de ordenamiento y también la cantidad de fichas anotadas. Por supuesto que por la noche fuimos a comer a casa del doctor Pesce, que como siempre se mostró como un amenísimo conversador.

A pesar de su simplicidad una de las cosas que más nos impresionó fue la despedida de los enfermos. Juntaron entre todos cien soles y medio que nos entregaron con una cartita grandilocuente. Después algunos vinieron a despedirse personalmente y en más de uno se juntaron lágrimas cuando nos agradecían ese poco de vida que les habíamos dado, estrechándoles la mano, aceptando sus regalitos y sentándonos entre ellos a escuchar un partido de fútbol. Si hay algo que nos haga dedicarnos en serio, alguna vez, a la

---

[3]   Tomado del relato «Perú, del diario de viaje».

lepra, ha de ser ese cariño que nos demuestran los enfermos en todos lados (pp. 149 y 152).

[Llegan finalmente al Leprosorio de San Pablo]

El día lunes entregamos parte de nuestra ropa para que la lavaran, por la mañana fuimos al asilo e iniciamos la recorrida. Hay seiscientos enfermos que viven en sus típicas casitas de la selva, independientes, haciendo lo que se les da la gana y ejerciendo sus profesiones libremente, en una organización que ha tomado sola su ritmo y características propias. Hay un delegado, juez, policía, etc. El respeto que le tienen al doctor Bresciani es notable y se ve que es el coordinador de la colonia, parapeto y *traite d'union* entre los grupos que peleen entre sí.

Nuevamente el día martes visitamos la colonia; acompañamos al doctor Bresciani en sus exámenes de sistema nervioso a los enfermos. Está preparando un detenido estudio de las formas nerviosas de la lepra basado en cuatrocientos casos. Realmente puede ser un trabajo muy interesante por la abundancia del ataque al sistema nervioso en las formas de lepra de esta zona. Hasta el punto de que no he visto un solo enfermo carente de alteraciones de este tipo. Ya, según anunció Bresciani, el doctor Souza Lima se interesó por las precoces manifestaciones nerviosas en los niños de la colonia.

Visitamos la parte sana del asilo que tiene una población de unas setenta personas. Se carece de comodidades fundamentales que recién serán instaladas en el correr de este año, como luz eléctrica todo el día, refrigerador, en fin, un laboratorio; haría falta un buen microscopio, micrótono, un laboratorista, ya que ese puesto está ocupado por la madre Margarita, muy simpática pero no muy versada y se necesitaría un cirujano que liberara nervios, clausurara ojos, etc. Cosa curiosa, a pesar del enorme compromiso nervioso, hay pocos ciegos, lo que tal vez contribuyera a demostrar que el (…) tiene algo que ver en esto, ya que la mayoría son vírgenes de tratamiento.

El martes por la mañana, ya repuesto Alberto, fuimos al asilo, donde el doctor Montoya se mandó una operación del cubital en una neuritis leprosa, de resultados brillantes al parecer, aunque en técnica dejó bastante que desear.

(…) Por la noche, una comisión de enfermos de la colonia vino a darnos una serenata homenaje, en la que abundó la música autóctona cantada por un ciego; la orquesta la integraban un flautista, un guitarrero y un bandoneonista que no tenía casi dedos, del lado sano lo ayudaban con un saxofón, una guitarra y un chillador. Después vino la parte discursiva en donde cuatro enfermos por turno elaboraron como pudieron sus discursos, a los tropezones; uno de ellos desesperado porque no podía seguir adelante acabó con un: «tres hurras por los doctores». Después Alberto agradeció en términos rojos la acogida, diciendo que frente a las bellezas naturales del Perú no había comparación con la belleza emocional de ese momento, que lo había tocado tan hondo que no podía hablar y solo puedo, dijo abriendo los brazos con gesto y entonación peroniana, «dar las gracias a todos ustedes» (pp. 156-160).

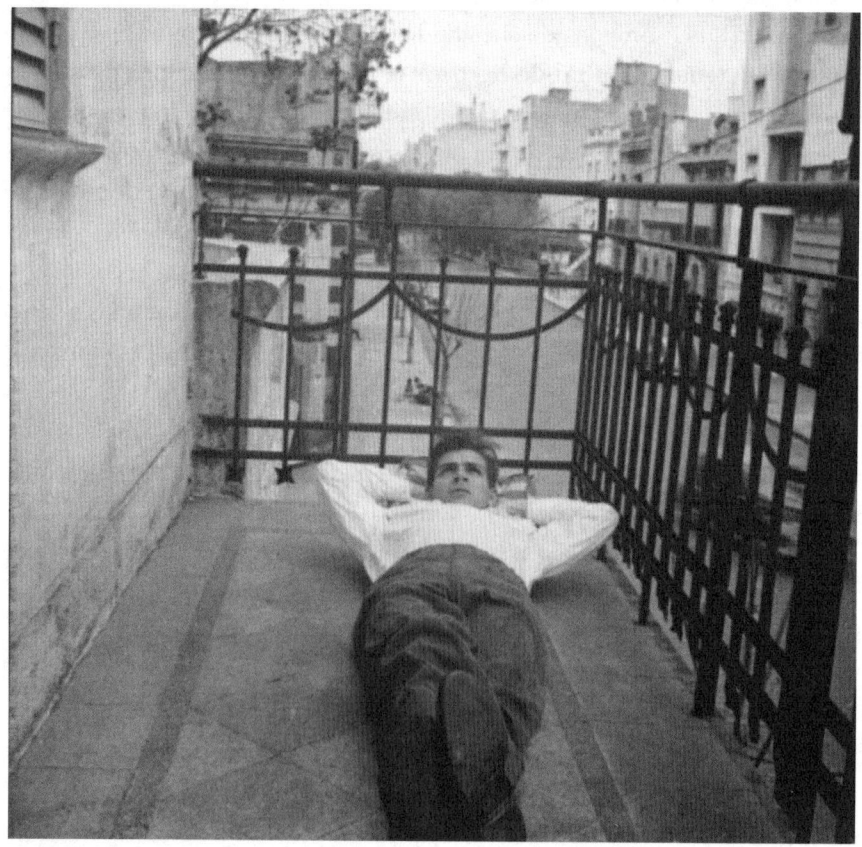

Antes de iniciar su viaje.

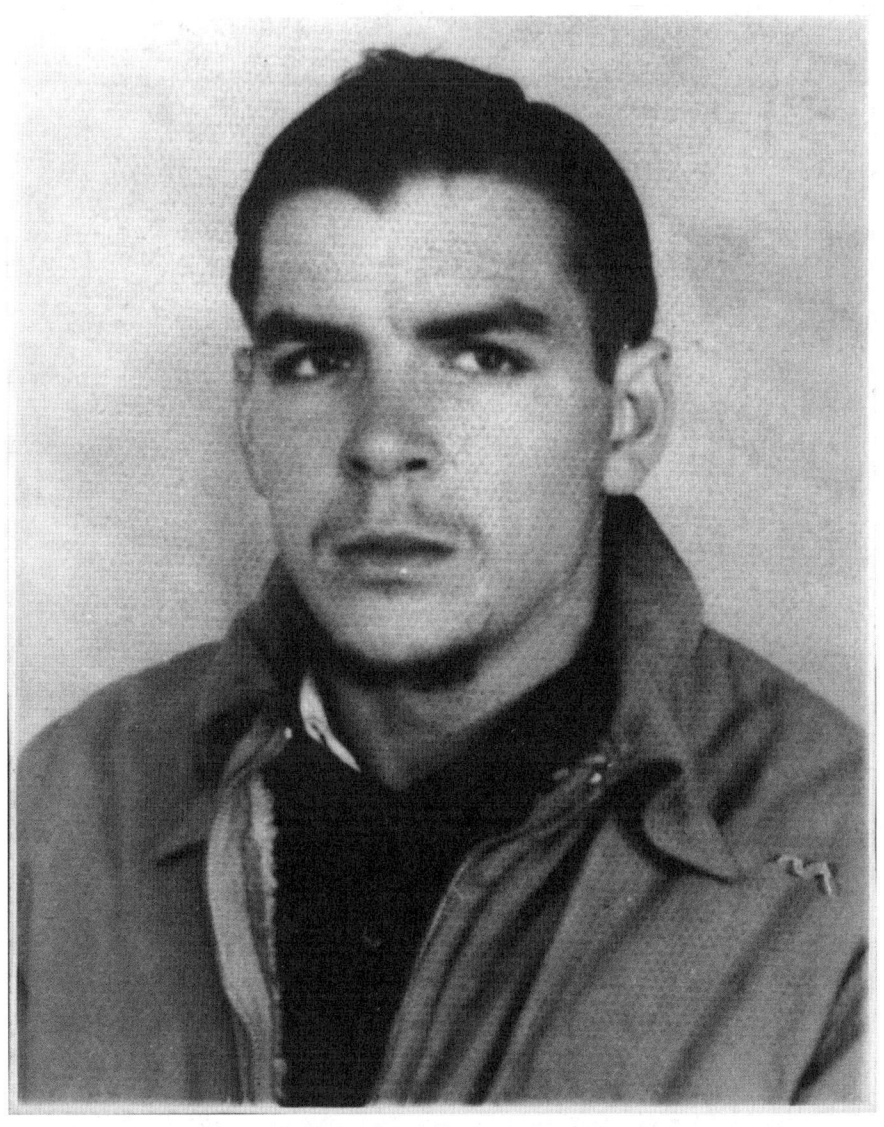

LA SONRISA DE LA GIOCONDA

Esta era una nueva parte de la aventura;estábamos acostumbrados a llamar
la a tención de les ociosos con nuestros originales atuendos y la pro-
saica figura de la poderosa II xxx cuyo asmático resoplido llenaba de
compasión a nuestros huéspedes,pero,hasta cierto punto,éramos los caba-
lleros del camino. Pertenecíamos a la rancia aristocracia "vaguoril" y
traía nos la tarjeta de presentación de nuestros títulos que impresiona
ban inexorablemente. Ahora no,ya no éramos mas que dos linyeras con el
"mono" a cuestas y con todavía la mugre del camino condensada en los mame-
luoos,resabio de nuestra aristocrática condición pasada. El conductor
del camión nos había dejado en la parte alta de la ciudad,a la entrada,
y nosotros,con paso cansino,arrastrábamos nuestros bultos calle abajo
seguidos por la mirada divertida e indiferente de los xxxxxxxx transeun
tes. El puerto mostraba a lo lejos su tentador brillo de barcos mientras
el mar,negro y cordial,nos llamaba a gritos con su olor gris que dilata
ba nuestras fosas nasales. Compr=mos pan-el mismo pan que tan caro nos
parecía en ese momento y encontraríamos tan barato al llegar maslejos
aún-y seguimos calle abajo. Alberto mostraba su cansancio y,yo,sin mos-
trarle,lo tenía tan positivamente instalado como el suyo,de modo que al
llegar a una playa para camiones y automóviles a soltamos al encargado
con nuestras caras de tragedia,contando en un florido lenguaje los pade
cimientos soportados en la ruda caminata desde Santiago. El viejo nos
cedió un lugar para xxxxx dormir,sobre unas ta blas,en comunidad con algunos
parasito de esos xxx cuyo nombre acaba en Hominis,pero bajo techo;y ata
camos al sueño con resolución. Sin embargo,nuestra llegada había impre-
sionado los oídos de un compatriota instalado en la fonda adjunta,el que
se apresuró allamarnos para homenajearnos. Conocer en Chile significa
convidar y ninguno de los dos estaba en condiciones de rechazar el maná
Nuestro paisano demostraba estar profundamente compenetrado con el espíritu de la tierra hermana y consecuentemente, tenía una curda de órdago
Hacía tanto tiempo que no comía pescado,y el vino estaba tan rico y el
hombre era tan obsequioso;bueno,comimos bien, y nos invitó a su casa pa
ra el día siguiente.
Temprano la Gioconda abrió sus puertas y sabemos nuestros mates cha rla
lando con el dueño que estaba muy interesado en nuestro viaje. Enseguí-
da,a conocer la ciudad. Valparaíso es muy pintoresco,edificada sobre la
playa que da a la Bahía,al crecer,ha ido trepando los cerros que muoren
en el mar. Su extraña arquitectura de zinc,escalonada en gradas que se
unen entre si por serpenteantes escaleras o por funiculares,ve realzada
su belleza de museo de manicomio por el contraste que forman los diversos coloridos de las casas que se mezclan con el azul plemiso de la bahía. Con paciencia de disectores husmeamos en las escalerillas sucias y
en los huecos,charlamos con los mendigos que pululan;auscultamos el fon
do de la ciudad,las miasmas xxxx que nos atraen. Nuestras narices ex-
tendidas ca ptan la miseria con fervor sádico.
Visitamos los barcos en el muelle paraver si alguno sale hacia la isla
de Pascua pero las noticias son desalentadoras,ya que hasta dentro de 6
meses no sale ningún buque en esa dirección. Recogemos vagos datos de
unos aviones que hacían vuelos una vez por mes.
La isla de Pascua! La imaginación detiene su vuelo ascendente y queda
dando vueltas en torno a ella: "allí tener un"novio" blanco es un honor
para ellas". "Allí,trabajar,que esperanza,las mujeres hacentodo,uno come
duerme y las tiene contentas.". Ese lugar maravilloso donde el clima es
ideal,las mujeres ideales,la comida ideal,el trabajo ideal(en su beatí-
fica inexistencia). Que importa quedarse un año allí,que importa estudios,sueldos,familia,etc. Desde un escaparate una enorme langosta de mar
nos guiña un ojo,y desde las cuatro lechugas que le sirven de lecho nos
dice con todo su cuerpo:soy de la isla de Pascua;allí dende esta el cli
ma ideal,las mujeres ideales...

Facsimilares de «La sonrisa de la Gioconda» (1).

DIRECCION DE VINOS

En la puerta de "la Gioconda" esperábamos pacientemente al compatrieta
que no daba señales de vida,cuando el dueño se comidió a hacernos entrar pa
ra que no nos diera el sol y acto seguido nos convidó con uno de sus magní-
ficos almuerzos a base de pescado frito y sopa de agua. De nuestro coterraneo
no tuvimos más o noticias en toda nuestra estadía en Valparaíso,pero nos hicimos íntimos del dueño del boliche. Este era un tipo extraño,indolente y
lleno de una caridad enorme para cuanto bicho viviente fuera de lo normal x
se acercara hasta su puerta,cobraba,sin embargo,a precio de oro a los clien
tes normales,las cuatro porquerías que despachaba en su negocio. En los días
que nos quedamos allí no pagamos un centavo y nos llenó de atenciones;hoy
por ti,mañana por mí... era su dicho preferido,lo que no indicaría gran ori
ginalidad pero era muy efectivo.
 Tratabamos de establecer contacto directo con los médicos de Petrohué pero estos vueltos a sus quehaceres y sin tiempo para perder,nunca se avenían
a una entrevista formal,sin embargo ya los habíamos localizado más o menos
bien y esa tarde nos dividimos,mientras Alberto les seguía los pasos yo me
fuí a ver una vieja asmática que era clienta dela Gioconda. La pobre daba
lastima,se respiraba en su pieza ese olor acre de sudor concentrado y patas
sucias,mezclado al polvo de unos sillones,única paquetería de la casa. Suma
ba a su estado asmático una regular descompensación cardíaca. Frente a estos
casos es cuando el médico consciente de su total inferioridad frente al medio,desea un cambio de cosas que suprima la injusticia que supone el que
la pobre vieja hubiera estado sirviendo hasta hacía un mes para ganarse el
sustento,hipando y penando pero manteniendo frente a la vida una actitud
erota. Es que la adaptación al medio hace que en las familias pobres el
miembro de ellas incapacitado para ganarse el sustente se vea rodeado de un
atmósfera de acritud apenas disimulada;en ese momento se deja de ser padre,
madre o hermano para convertirse en un factor negativo en la lucha por la
vida y como tal,objeto del rencor de la comunidad sana que le hecha en cara
su enfermedad como si fuera un insulto personal a los manos que deben mante
nerlo. Allí,en estos últimos momentos de gente cuyo horizonte más lejano
fué siempre el día de mañana,es donde se capta la profunda tragedia que encierra la vida del proletariado de todo el mundo;hay en esos ojos moribundo
un sumiso o pedido de disculpas y tambien,muchas veces,un desesperado pedido
de consuelo que se pierde en el vacío,como se perderá pronto su cuerpo en la
magnitud del misterio que nos rodea. Hasta cuando seguirá este orden de cosas
basado en un absurdo sentido de casta es algo que no me está en mi contestar
pero es hora de que los gobernantes dediquen menos tiempo a la propaganda
de sus bondades como régimen y más dinero,muchísimo más dinero,a solventar
obras de utilidad social. Mucho no puedo hacer por la enferma: simplemente
le doy un régimen aproximado de comidas y le receto un diurético y unos pol
vos antiasmáticos. Me quedan unas pastillas de dramamina y se las regalo.
Cuando salgo,me siguen las palabras zalameras de la vieja y las miradas indiferentes de los familiares.
 Alberto ya cazó al médico: al día siguiente a las 9 de la mañana hay que
estar en el hospital. En el cuartucho que sirve de cocina,comedor,lavadero,
comedero y miadero de perros y gatos,hay una reunión heterogenea. El dueño,
con su filosofía sin sutilezas,Doña Carolina,vieja sorda y servicial que de
jó nuestra pava parecida a una pava,un mapuche borracho y débil mental,de
apariencia patibularia,dos comensales más o menos normales y la flor de la
reunión: Doña Rosita,una vieja loca. La conversación gira en torno a un hecho macabro de que Rosita ha sido testigo:porque parece que ha sido la única xxxxxxxxxx xxx el momento en que a su pobre vecina un hombre con un gran
cuchillo la descueró íntegramente.-
 -Y,gr itaba su vecina Doña Rosita?
 - Imaginese como para no gritar,la pelaba viva! Y eso no estodo,despues la
llevó hasta el mar y la tiro a la orilla para que se la llevarజel agua. Hay
si oír gritar a esa mujer partía el alma señor usted viera!
 -Porque no avisó a la policia,Rosita?
 -Para q ue? Se acuerda cuando la pelaron a su prima?,bueno fuí a hacer la
denuncia y me dijeron que estaba loca que me dejara de cosas raras porque o
sino me iban a encerrar,fijese. No,yo no aviso más a la gente.Despues de
un rato la conversación gira sobre el enviado de dios,un prójimo que usa lo
poderes que le ha dado el Señor para curar la sordera,la mudez,la parálisis,
etc.,luego pasa el platillo. Parece que el negocio no es más malo que otros
del monton. La publicidad de los pasquines es extraordinaria y la credulida
de la gente tambien,pero eso si,de las cosas que veía Doña Rosita se reían
con toda la tranquilidad del mundo.

Facsimilares de «La sonrisa de la Gioconda» (2).

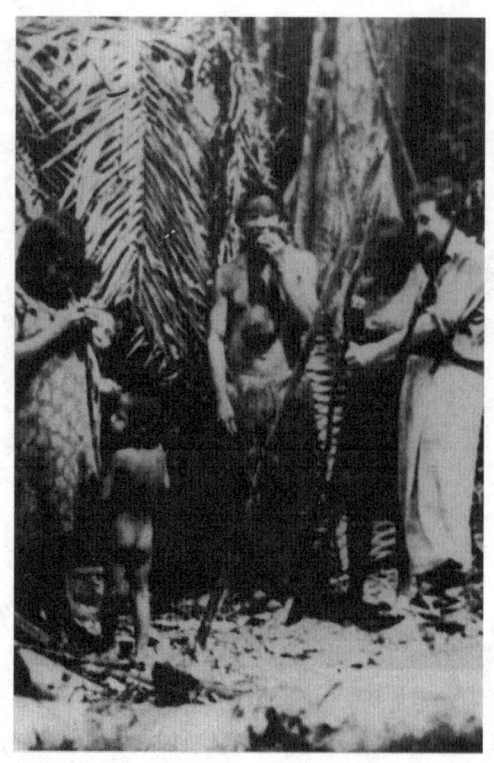

Indios Yaguas y Granado.

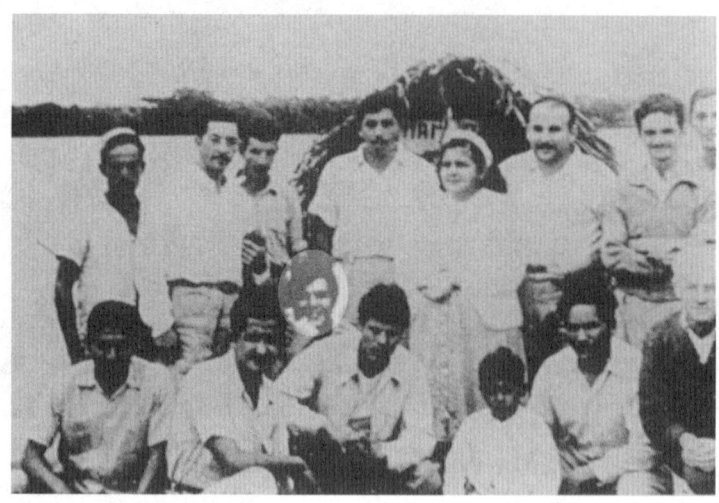

En la balsa *Mambo Tango.*

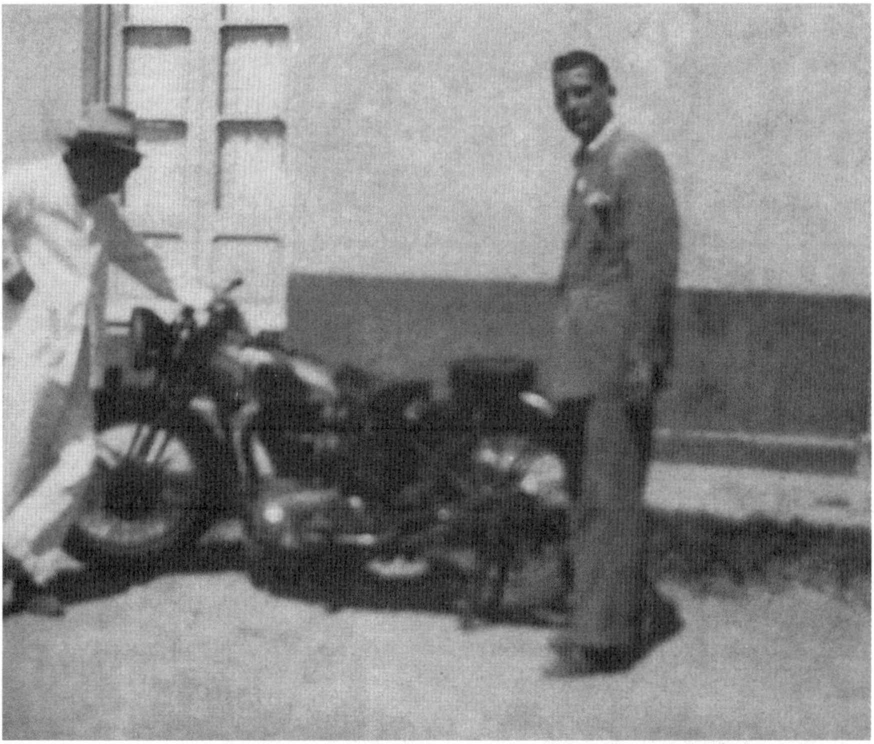

La Poderosa II.

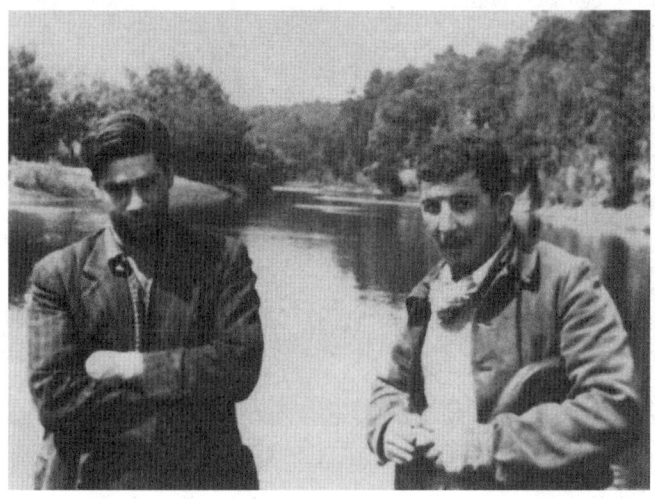

Granado con campesino peruano.

Recorte del diario *Austral*.

Comienza su segundo viaje
por Nuestra América

Fragmentos tomados de *Otra vez*.

Ya en Lima

Fui a visitar al Dr. Pesce y a la gente del leprosorio. Todos me recibieron muy cordialmente.

(…)

El Dr. Pesce nos brindó una de sus charlas tan completas y amenas en las que habla con tanta seguridad de temas tan diversos (pp. 19 y 20).

Ya en Ecuador

Guayaquil es, como todos estos puertos, una ciudad pretexto que gira alrededor del suceso diario de la entrada o salida de barcos sin vida propia casi.

(…)

Posteriormente conocí a un muchacho, Maldonado,[4] que me conectó con gente médica, el doctor Safadi,[5] psiquiatra y bolche,[6] como su amigo Maldonado. Por intermedio de ellos me conecté con algún otro especialista de lepra.

Tienen una casa de reclusión con 13 personas en condiciones bastante precarias y con poco tratamiento específico.

Los hospitales por lo menos son limpios y no del todo malos (pp. 21 y 22).

Ya en Panamá

Nada nuevo salvo que mañana doy una conferencia sobre alergia un poco tamizada y mezclada con organización de la Facultad de Medicina en

---

[4]   Doctor Jorge Maldonado Reinilla.

[5]   Doctor Fortunato Safadi.

[6]   Término empleado para destacar su filiación comunista, bolchevique.

Buenos Aires. El recibimiento del alumnado fue bastante caluroso. Conocí a Don Santiago Pi Suñer, el fisiólogo y conocimos, fuera de tema, al Dr. Carlos Guevara Moreno quien me impresionó como un demagogo inteligente, muy conocedor de la psicología de las masas pero no mucho de la dialéctica de la historia. Es muy simpático y cordial y nos trató con deferencia. Da la impresión de que sabe lo que hace y adonde va, pero no llevará una revolución más allá de lo estrictamente indispensable para contentar a las masas. Es admirador de Perón. Tal vez coloquemos dos artículos uno en la revista *Siete* y otro en el suplemento dominical *Panamá-América*.

(...)

Ya di la famosa conferencia ante un público de 12 personas, incluyendo al doctor Santiago Pi Suñer, 25 dólares. Escribí una crónica sobre el Amazonas, 20, y una sobre Machu-Picchu, probablemente 25. Nos vamos a cambiar de casa, a una gratis. Conocimos a un pintor jovencito, no mal tipo (p. 26).

Ya en Costa Rica, en puerto «Golfito»

La famosa «Pachuca» (que transporta pachucos, vagos) saldrá mañana domingo de este puerto. Ya tenemos cama. El hospital es una confortable casa donde se puede dar una correcta atención médica y cuyas comodidades varían según la categoría de la persona que trabaja allí, en la Compañía.[7] Como siempre, se deja ver el espíritu de clase de los gringos (p. 29).

Están en San José

Conocí dos personas excelentes pero no el leprosorio. Al doctor Arturo Romero, persona de vasta cultura ya retirado de la dirección del leprosorio por intrigas y al doctor Alfonso Trejos, investigador de escuela y muy buena persona. Conocí el hospital y recién mañana el leprosorio (p. 30).

Día sin huella, aburrimiento, lectura y charlas insulsas. Roy, un viejito pensionista de Panamá, cayó a que lo atendiera pues se sentía morir a consecuencia de una tenia. Tiene salteritis crónica (p. 33).

---

[7]   Término que emplea siempre para referirse a la United Fruit Company.

En Guatemala

Todo igual en cuanto a la posibilidad de conseguir laburu. Fracasaron las gestiones administrativas frente al Ministro de Salud Pública. Por ahora, lo único aparentemente jugoso es un contrato de avisos de radio que si bien no nos ha dado nada, promete algo. No hemos conocido a nadie interesante en estos últimos días. Yo me pongo ACTH desde las 8 a las 2 y pico de la tarde, ando bien. Nada de perspectivas cercanas, el capo gris no apareció después de tenernos citados.

(…)

Día domingo sin novedad hasta la noche en que me vinieron a buscar para atender a uno de los cubanos que se quejaba de fuertes dolores de vientre. Hice llamar a la ambulancia y estuvimos hasta las dos en el hospital hora en que el médico resolvió que había que esperar antes de operar y lo dejamos en observación. Previamente, en una fiesta en lo de Myrna Torres conocí a una chica que me dio algo de bola y la probabilidad de conseguir un puesto de 40 quetzales. Veremos (pp. 37 y 38).

Estos días los pasé con asma, los últimos confinado en mi pieza sin apenas salir, aunque ayer domingo fuimos con los venezolanos y Nicanor Mujica a Amatitlán. Allí hubo una violenta discusión entre todos contra mí, salvo el gordo Rojo que manifiesta que no tengo categoría moral para discutir. Hoy fui a ver un puesto del que hay posibilidades como médico con 80 cañas mensuales por una hora de trabajo. En el IGSS ya me dieron la completa seguridad de que no hay caso (pp. 37 y 38).

Han pasado varios días, dos de ellos en la colonia La Viña, lugar espléndido, con un paisaje de las sierras grandes de Córdoba con material humano para trabajar en forma, pero falta lo esencial las ganas de tener un médico costeado por ellos.

(…)

Tras de una fallada en la cuestión presentación, me fui a la finca con Peñalver y él expuso con bastante demagogia mi candidatura a la plaza. Me preguntó el director cuánto quería ganar y yo me achiqué hasta 100 quetzales por dos veces a la semana, con la condición de que ellos gastaran 25 mensuales en útiles de laboratorio. El sábado debo ir nuevamente a ver qué han resuelto sobre el particular.

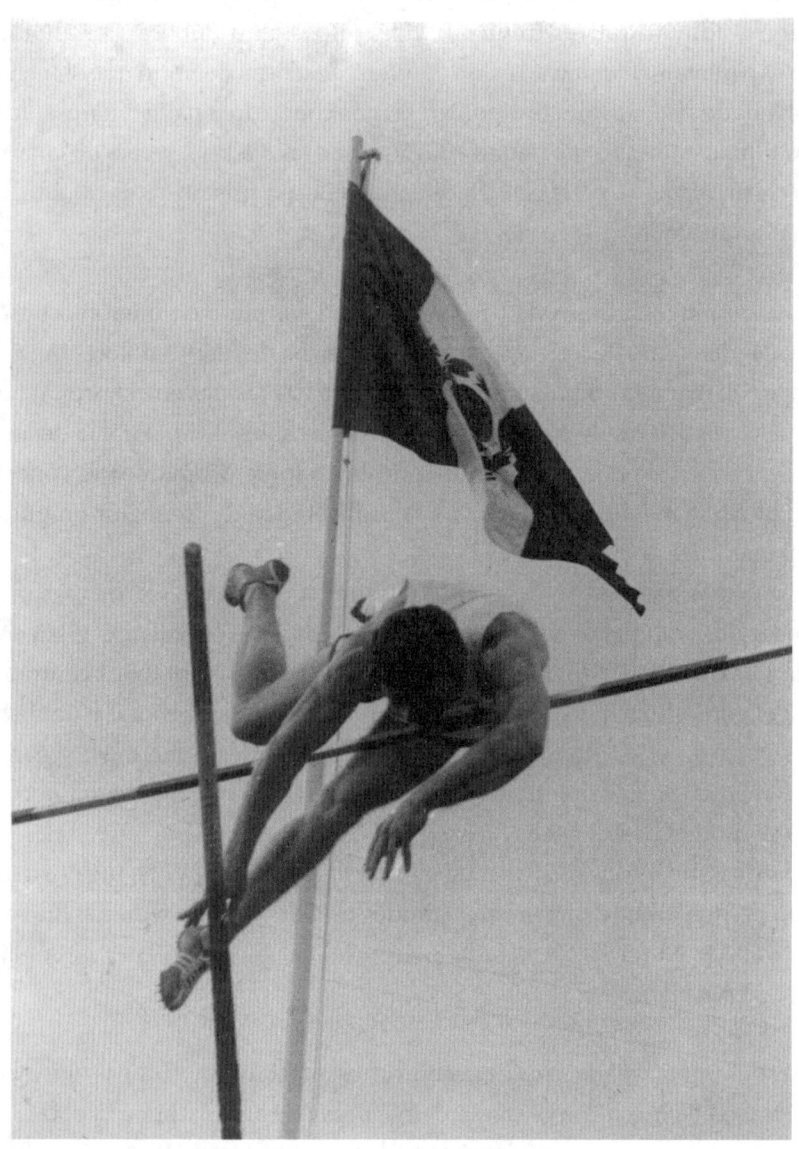

Fotografía realizada durante los Juegos Panamericanos.

Lo de la finca muy oscuro. Contestación diferida. Fui a Tiquisate y me falló el tiro pero hay alguna esperanza de un puesto inferior, con casa y comida.

(…)

Hoy sí se me dio una alegría grande. Fue Julia Mejía que me presentó a García Granados y este me dijo que me daba un puesto para ir al Petén con 125 dólares de sueldo. Falta la autorización del sindicato que trataré de conseguir mañana. Si se hace será muy bueno (…). Mañana puede ser el día del nuevo desengaño o el gran día en Guatemala. Tengo optimismo.

Ya no tanto ni mucho menos. Hablé con Sibaja pero no me dio bola aparentemente. Mañana a las cuatro me dará contestación definitiva sobre si ha influido o no en el jefe del sindicato, por otra parte, mañana también hablará Lily con el hermano. Probablemente quede en cero nuevamente. Veremos. El trabajo de Geografía sigue adelante a pesar de que hoy vagué bastante (pp. 41 y 42).

Dos nuevos días agregados al concierto de lamentos, pero con dos saldos positivos. Ayer fue la visita a la Antigua, a casa del famoso hermano de Lily, muy monetizado pero con un buen consultorio y algo de laboratorio. La mujer es una italiana que me hizo aumentar las ganas de viajar para Europa. Tienen algo que les falta a las indoamericanas. Andaba con un poco de asma y como queriendo aumentar pero me mandé unas cuantas píldoras de Ross y se cortó (p. 43).

Dos nuevos días bajo el sol, poco y mucho ha pasado. El puesto sigue a la deriva pero da la impresión de que es mío. Hablé con el jefe del sindicato y me dijo que presentara una lista de cosas para exigir al contratista.

(…) Dos días más y sin arreglar nada definitivamente. Yo ya digo que me voy al Petén aunque no tengo la menor seguridad de que eso sea así. Estoy por preparar una lista de cosas necesarias (…). Ardo por irme. El lunes tal vez esté todo decidido.

(…)

Y otra vez malas noticias. Este es el cuento de nunca acabar. Ni siquiera me recibió el hijo de puta de Andrade y me hizo preguntar, por la mañana, qué quería dos veces. Estoy en el aire y no sé qué hacer (p. 44).

El entusiasmo depende de la salud y de las circunstancias, ambas me fallan. El puesto del Petén parece cada vez más lejano. Ya salió la carta para el Dr. Aguilar pero, por supuesto, no he recibido aún contestación. El asunto se pone jodido. Ya no sé qué mierda hacer (…). Tengo ganas de volar a la mierda: tal vez Venezuela.

Días más, si no suculentos en acontecimientos, sí en promesas. De Tiquisate ni noticias. De Buenos Aires, noticias de que murió mi tía Sara. Del Petén, ya no se nombra. De la pensión, que pague. Del gringo que no le gusta la comida de la nueva pensión, que si no mejora me vaya yo por él (…). De la Sra. de Holst, que me vaya a su casa a vivir. Esto es extractado lo último que pasó. Estoy practicando en el laboratorio de Sanidad por si me llaman de Tiquisate, en lo demás dejo hacer para ver qué pasa. El sábado, dentro de dos días, me comprometí pagar la pensión, un mes por lo menos, pero no sé con qué guita (p. 45).

Los días siguen pasando pero ya no me importa un queso. Tal vez, uno de estos me mude a lo de Helenita Leyva, tal vez no pero de todas maneras sé que el asunto tiene que arreglarse de alguna forma y no me caliento más los sesos. En cuanto a puestos: la radicatoria hasta después de Semana Santa no hay nada que hacer, el Ministro de Salud Pública dijo que pidiera donde quisiera y yo sé que en Livingston en la costa del Atlántico, hay y el lunes Helenita le pedirá ese puesto para mí. Hilda dice que me va a pedir un puesto en la OEA. Veremos que hay de todo esto pero no me hago muchas ilusiones. Ya estoy decidido y uno de estos días voy a escribir a China para ver qué me dicen (p. 46).

Los invasores creían que a una voz de ellos todo el pueblo se iba a largar en su seguimiento y por ello lanzaban armas con paracaídas pero este se agrupó inmediatamente a las órdenes de Árbenz. Mientras las tropas invasoras eran bloqueadas y derrotadas en todos los frentes hasta empujarlas más allá de Chiquimula, cerca de la frontera hondureña, los aviones piratas continuaban ametrallando los frentes y las ciudades, siempre provenientes de bases hondureñas y nicaragüenses. Chiquimula fue bombardeada fuertemente y sobre Guatemala cayeron bombas que hirieron a varias personas y mataron a una chiquita de 3 años. Mi vida transcurrió de esta forma: primero me presenté a las brigadas juveniles de la Alianza donde estuvimos varios días concentrados hasta que el Ministro de Salud Pública me mandó a la Casa de Salud del Maestro donde estoy acantonado. Yo me presenté como voluntario para ir al frente pero no me han dado ni cinco de bola.

Hoy sábado 26 de junio, llegó el Ministro mientras yo me había ido a ver a Hilda; me dio mucha bronca porque pensaba pedirle que me mandara al frente (p. 54).

La situación personal es más o menos así: yo seré expulsado del hospitalito donde estoy probablemente mañana ya que estoy renombrado como «chebol» y la represión se viene (p. 55).

Ya en México

Han pasado varios días y en general, puedo decir que, salvo la amargura de no poder estudiar algo más de medicina por día, todos han sido logrados. El lunes veré un puesto médico, el miércoles uno de los otros, mientras sigo con mis fotografías y conozco algo de gente.

(…)

Sigo trabajando en forma discreta con las fotografías pero hay que patear en forma. En los hospitales me voy asentando y creo que haré algo aunque no en el instituto de la nutrición. Me mudé a una pieza como la gente, en el centro de la ciudad, por la que pago 100 pesos al mes.

(…)

La foto no va mal y la medicina promete no ir del todo mal. Los garbanzos se consiguen (…). Por ahora mi vida intelectual es nula, salvo algo que leo de noche y unas gotitas de estudio diario.

(…)

Pasó un poco de agua bajo los puentes. La cosa en general se presenta así: de subsistencia, tengo que contar en firme nada más que la fotografía, la que no da lo suficiente. En esta semana tenía unas sesenta fotos que indicaban un número parecido de pesos lo que no era despreciable y 30 me fallan pues se veló un rollo. En cuestiones médicas estoy trabajando tres días en cada uno de los hospitales: Infantil y General. En el General sobre las degradaciones alimenticias de Pisani y en el Infantil me dijeron que presentara un plan de trabajo del que tengo un esbozo (…).

El hospital me absorbe la mañana aunque no haga nada y la tarde sola no me alcanza para repartir las fotos, de modo que estoy en déficit (pp. 67 y 68).

Han pasado algunas cosas de cierta importancia en el curso de estos días. Conocí en la calle al jefe de *Agencia Latina* que es médico y simpatizó conmigo y me nombró corresponsal provisorio. Saqué a los bichos de la Panamericana y algo de plata me dieron pero no mucho, creo que podré vivir con eso. La fotografía camina despacio. Me estoy endeudando pero también me deben. En el hospital voy trabajando sin que pueda ver a donde llego.

Los días se van sucediendo con un ritmo rapidísimo. Estoy trabajando mucho en alergia y ya empiezan los roces con los médicos. En general creo que iré adelante pero que a los triunfos corresponderán los choques más fuertes. El lunes haré la prueba en la *Agencia Latina* para ver si entro allí a trabajar. La fotografía la he ido abandonando pues me canso de andar de pedo por todo México (p. 69).

Mi trabajo en el hospital marcha bien a pesar de que continuamente me doy cuenta de que fuera de la alergia no sé un pito de medicina. Tengo dos enfermos en tratamiento en cada hospital; en el de niños estoy con las manos atadas y no puedo hacer nada, pero en el General me doy la gran hartada de libertad. Estoy por hacer un experimento de electroforesis pero no sé que resultado dará.

(…)

Se acercan los últimos días del año y parece que se anuncia cierto cambio económico en el futuro. Científicamente sigo igual, trabajando en los alimentos digeridos y preparándome a trabajar en la electroforesis de sangres y en los propectores de Urbach; además en el hospital infantil quieren que haga un trabajo de experimentación con sueldo y todo. En la *Agencia Latina* sigo trabajando aunque sin cobrar todavía. En estudio estoy estancado pues leo muy poco de medicina y en producción literaria más pues casi nunca escribo (p. 70).

En el terreno científico tengo grandes esperanzas aunque la realidad todavía no me permite tenerlas. Inicié los estudios para hacer electroforesis con papel de filtros y espero empezar a trabajar sobre eso dentro de 1-2 semanas.

(…)

La máquina casera de electroforesis marcha lentamente, los demás trabajos están prácticamente estancados. Con el Dr. Cortés atiendo una enferma que creo que mejorará mucho y cobro $20 en cada consulta. Espero que esta que viene sea una semana rica en acontecimientos (…).

Mi enferma apareció muy desmejorada, le hice nuevas pruebas y salió muy sensibilizada a varias cosas que comía y que le quité. Yo sigo sin plata pese a todo, pues no hay forma de nivelar el presupuesto (p. 71).

Panamericanos encima y tengo que trabajar como una bestia dejando de lado el hospital. Mi enferma está estacionada, exactamente donde la dejé. Con Hilda creo que rompí definitivamente luego de una escena de melodrama. Me gusta una chica que es química; no es muy inteligente y es bastante ignorante, pero tiene una frescura agradabilísima y unos ojos bárbaros. Presentaré un trabajo al Congreso de Alergia en abril sobre estudios con test cutáneos con alimentos digeridos.

(...)

Científicamente estoy comprometido a acabar un trabajo para presentar al congreso de alergia y creo que lo haré y me han invitado a irme a Nuevo Laredo, en la frontera con los gringos pero sería para trabajar dos años y no estoy dispuesto a tanto. Mis proyectos son más simples: hasta marzo trabajo en alergia y presentar el trabajo; mayo, junio y julio viajar por México de norte a sur y de este a oeste; julio o agosto irme a Veracruz y quedarme hasta que consiga un barco para Cuba o Europa; si eso no se puede, en diciembre estoy en Caracas. Veremos cómo se da.

Ha pasado mucha agua bajo mis puentes ahora (...), mientras aparezco como interno en el hospital. Las cosas se desarrollaron así: fui a León, Guanajuato, presenté mi trabajo: «Investigaciones cutáneas con antígenos alimentarios semidigeridos».

El trabajo tuvo una discreta acogida y fue comentado por Salazar Mallén, el capo de la alergia mexicana. Ahora será publicado en la revista *Alergia*. Salazar Mallén me prometió una ayuda monetaria para hacer un trabajo de investigación y el internado en el Hospital General pero todavía está en veremos esto (...).

Tras de muchas peripecias estoy instalado en el Hospital General, trabajando bastante, aunque un poco desordenadamente, la comida me tiene un poco mal, pues si la como me da asma y si no tengo hambre. Salazar Mallén me paga $150 (p. 73).

Acontecimiento científico es la aparición de mi primer trabajo como autor solo en medicina, en la revista *Alergia*: «Investigaciones cutáneas con antígenos alimentarios semidigeridos»; pasable. En fisiología estoy hecho un operador de gatos.

(...)

En estudio estoy un poco más compacto, solo leo alergia, estudio algo de inglés y un poco de álgebra. En trabajo estoy realizando solo tres y tengo uno en ciernes, son: Histamina en sangre, Histamina en tejido pulmonar de tuberculosos y progesterona en relación con la histaminasa; pienso hacer algo de electroforesis de sueros. En algún otro punto: me compré una máquina fotográfica en lugar de la que me robaron y estoy aprendiendo a escribir a máquina al tacto. Todavía no sé si entraré a trabajar en las Naciones Unidas o no; la idea me repugna pero la paga me atrae. (p. 74).

Ha pasado mucho tiempo y muchos acontecimientos nuevos se han declarado. Solamente expondré los más importantes: desde el 15 de febrero de 1956 soy padre; Hilda Beatriz Guevara es la primogénita. Pertenezco al grupo de Roca del CE de México. Fracasaron cinco puestos que se me ofrecían y me metí de camarógrafo con una pequeña compañía, mis progresos en el arte cinematográfico son rápidos. Mis proyectos para el futuro son nebulosos pero espero terminar un par de trabajos de investigación. Este año puede ser importante para mi futuro. Ya me fui de los hospitales. Escribiré con más detalles (p. 81).*

---

*   Esas fueron las últimas frases que anota en su diario, porque el 25 de noviembre de 1956 sale de Tuxpan el yate *Granma* con los expedicionarios, de los cuales formaba parte.

Trascendentales Ponencias se han Sometido a Estudio

Múltiples y abundantes comentarios han provocado las ponencias presentadas en el IX Congreso Nacional de Alergistas, pues los trabajos que médicos especialistas de todo el país han leído ante sus colegas encierran adelantos y experiencias personales que se ponen al alcance de todos los alergistas que buscan la abundancia de conocimientos como piedra de toque para la mejor atención y cura de los enfermos.

En efecto, las dos sesiones de trabajo celebradas a la fecha abundan en ponencias trascendentales que provocaron los lógicos comentarios de aprobación, declaraciones, etc., entre los numerosos médicos congregistas. Fue especialmente notable el trabajo del doctor Oswaldo Arias, Director de la Escuela Médico Militar, quien leyó un trabajo que pone al corriente a los alergistas del país, sobre el uso del ungüento de Hidrocortisona en la dermatología, médicamente que, como informamos ayer, se ha empleado por primera vez en nuestro país. El Presidente del Congreso, doctor López Sanabria, presentó, por su parte, otra interesantísima ponencia sobre la Alergia por alimentos.

El Congreso, evento científico de gran resonancia, será clausurado hoy a las 13.00 horas, en la ceremonia de clausura, se entregarán diplomas a todos los congresistas, y a los médicos alumnos del Sexto Curso Anual sobre Alergia que tuvo por sede a nuestra ciudad.

La última sesión habrá de verificarse en el Aula B de la Facultad de Medicina, conforme al programa que sigue:

9 horas.— "Hongos atmosféricos en la región medio occidental de la República Mexicana". Por el doctor Arturo Blackaller.

9.30 horas.— "Investigaciones cutáneas con antígenos alimenticios digeridos", por el doctor Ernesto Guevara, de la República Argentina.

10.00 horas.— "Dermatitis Atópica y su relación con antígenos inhalables". Dr. David Gordillo Hernández.

10.30 horas.— "Dermatitis Atópica". Revisión de cien casos, por el doctor Fernando Martínez C.

11.00 horas.— "Actinodermia". "Dermatitis Solar". Su tratamiento, por el doctor Raymundo Arroyave.

11.30 horas.— "Pólenes atmosféricos en la región medio occidental de la República Mexicana". Por el doctor Arturo Blackaller.

12.00 horas.— "Estudio de trescientos niños alérgicos". Dr. Luis Gómez Orozco.

13.00 horas.— Clausura del curso y del Congreso y entrega de diplomas.

Acuerdos del IX Congreso Nacional de Alergistas.

SABADO 30

9.00 Hs.—SESION DE TRABAJOS DEL CONGRESO.
(Aula B).

9.00 Hs.—HONGOS ATMOSFERICOS EN LA REGION ME-
DIO OCCIDENTAL DE LA REP. MEXICANA.—Dr.
Arturo Blackaller.

9.30 Hs.—INVESTIGACIONES CUTANEAS CON ANTIGE-
NOS ALIMENTICIOS DIGERIDOS.—Dr. Ernesto Guevara.

10.00 Hs.—DERMATITIS ATOPICA Y SU RELACION CON
ANTIGENOS INHALABLES.—Dr. David Gordillo
Hernández.

10.30 Hs.—DERMATITIS ATOPICA.—Revisión de 100 casos.
—Dr Fernando Martínez C.

11.00 Hs.—ACTINODERMIA. --DERMATITIS SOLAR.— SU
TRATAMIENTO.—Dr. Raymundo Arroyave.

11.30 Hs.—POLENES ATMOSFERICOS EN LA REGION
MEDIO OCCIDENTAL DE LA REP. MEXICANA.—
Dr. Arturo Blackaller.

12.00 Hs.—ESTUDIO DE 300 NIÑOS ALERGICOS.—Dr. Luis
Gómez Orozco.

13.00 Hs.—Clausura del curso y del congreso.
ENTREGA DE DIPLOMAS.

N o t a s :

Página del programa de actividades del IX Congreso Nacional de Alergistas (1).

Vol. II, Num. 4 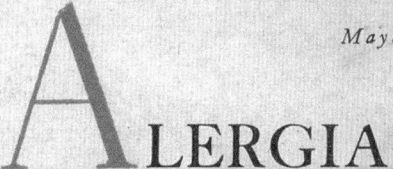LERGIA *Mayo, 1955*

REVISTA IBEROAMERICANA DE ALERGOLOGIA

SUMARIO

Revista *Alergia,* dirigida por el Dr. Mario Salazar Mallén.

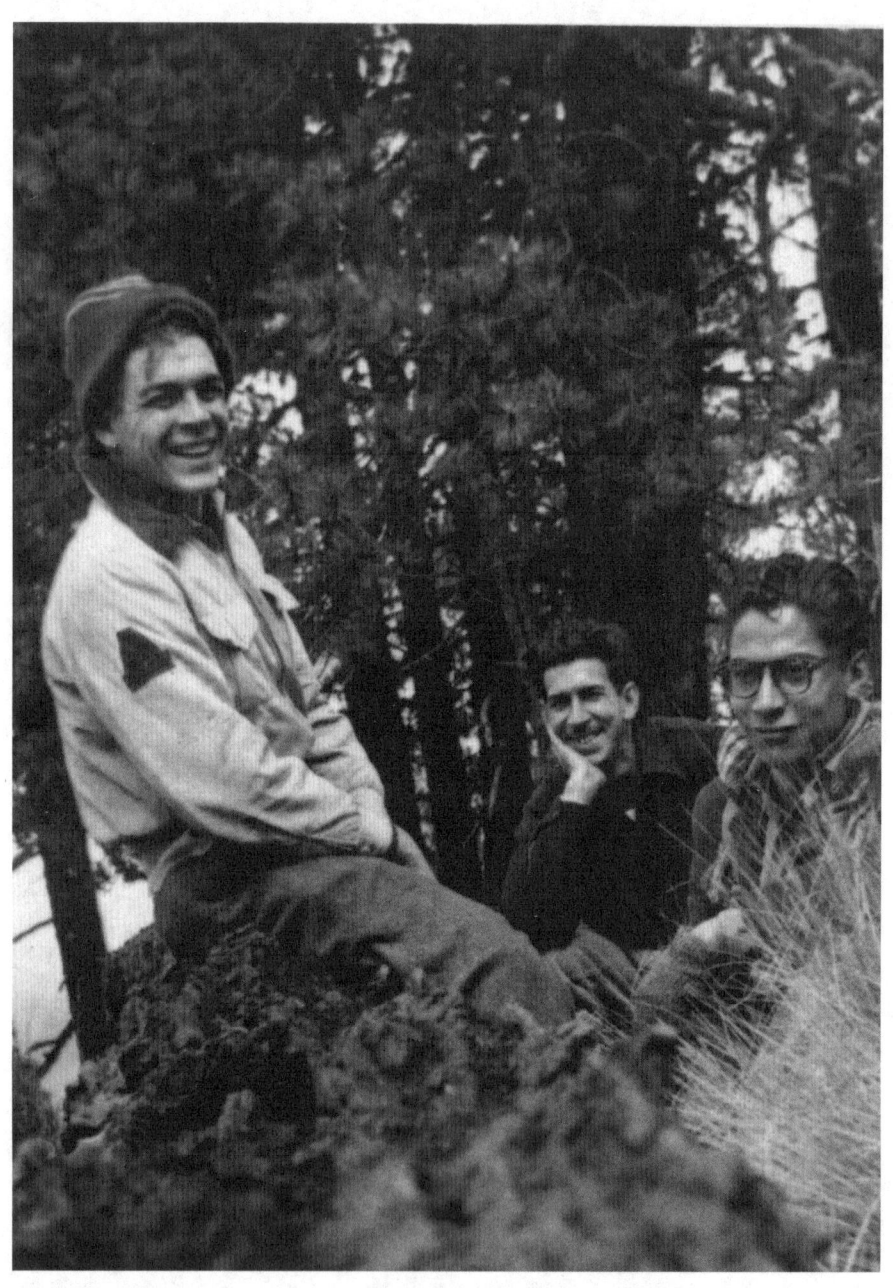

En México junto a unos amigos, en uno de los intentos de subir
el volcán Popocatépetl, 1955.

Epistolario de sus viajes por América Latina (1954-1956)

[Noviembre de 1954]

Vieja, la mi vieja

(te confundí con la fecha)

(...)

Hasta Beatriz ha resuelto aplicar sus represalias y ya no llegan más los telegramas esos que mandaba.

Contarles de mi vida es repetirme, pues no hago nada nuevo. La fotografía sigue dando para vivir y no hay esperanzas demasiado sólidas de que deje eso en poco tiempo, a pesar de que trabajo todas las mañanas en investigación en dos hospitales de aquí. Yo creo que lo mejor que me podría pasar sería consiguiera una changuita de médico rural de contrabando muy cerca de la capital, lo que me permitiría dedicar con más holgura mi tiempo a la medicina durante algunos meses. Eso lo hago porque me di perfecta cuenta de todo lo que aprendí de alergia con Pisani, recién ahora que me cotejo con gente que ha estudiado en Estados Unidos y no se chupa el dedo en cuanto al saber ortodoxo, y creo que el método de Pisani está muchas leguas por encima de todo esto y quiero ponerme práctico en todas las tretas de sus sistemas para caer parado en donde sea (...).

(...) estoy con un laburo de órdago pues tengo todas las mañanas ocupadas en el hospital, y por las tardes y el domingo me dedico a la fotografía, y por las noches a estudiar un poco. Creo que te conté que estoy en un buen departamento y me hago la comida y todo yo, además de bañarme todos los días gracias al agua caliente a discreción que hay. Como ves, estoy transformado en ese aspecto, en lo demás sigo igual porque la ropa la lavo poco y mal y no me alcanza todavía para pagar lavandera.

La beca es un sueño que abandoné ya y me parece que en este país tan amplio no hay que pedir, se hace y listo el pollo. Vos sabés que siempre he sido partidario de las decisiones drásticas y aquí pagan macanudo, pues todo el mundo es fiaca[8] pero no se oponen a que otros hagan, de modo que tengo el campo libre, aquí o en la campiña donde tal vez vaya. Naturalmente que esto no me hace perder de vista mi norte que es Europa, y a donde pienso ir sea como sea. A Estados Unidos no le he perdido ni medio gramo de bronca, pero quiero conocer bien Nueva York por lo menos. No tengo el menor miedo al resultado y sé que saldré exactamente tan antiyanqui como entre (si es que entro).

Me alegra que se despierte algo la gente, aunque no sé siguiendo qué directivas lo hacen, de todas maneras la verdad es que Argentina está de lo más insulsa, a pesar de que en términos generales el panorama que se ve desde aquí afuera parece indicar que progresan a pasos notables y que se va a poder defender perfectamente de la crisis que están por desatar los yanquis con el dooping de sus excedentes alimenticios (…).

Los comunistas no tienen el sentido que vos tenés de la amistad, pero entre ellos lo tienen igual o mejor que el que vos tenés. Lo vi bien claro a eso, y en la hecatombe que fue Guatemala después de la caída, donde cada uno atendía solo el sálvese quien pueda, los comunistas mantuvieron intacta su fe y su compañerismo y es el único grupo que siguió trabajando allí.

Creo que son dignos de respeto y que tarde o temprano entraré en el Partido, lo que me impide hacerlo más que todo, por ahora, es que tengo unas ganas bárbaras de viajar por Europa y no podría hacer eso sometido a una disciplina rígida.

Vieja, hasta París

[Finales de 1954]

Vieja, la mi vieja:

Es cierto, estoy bastante haragán para escribir pero el culpable fue, como siempre, Don Dinero. Al parecer, el fin del desdichado año económico 54, que me trató como tu cara, coincide con el fin de mis hambres crónicas; tengo un puesto de redactor en la *Agencia Latina* donde gano 700 pesos mexicanos, es decir un equivalente a 700 de allí, lo que me da la base económica para

---

[8]   Argentinismo: pereza.

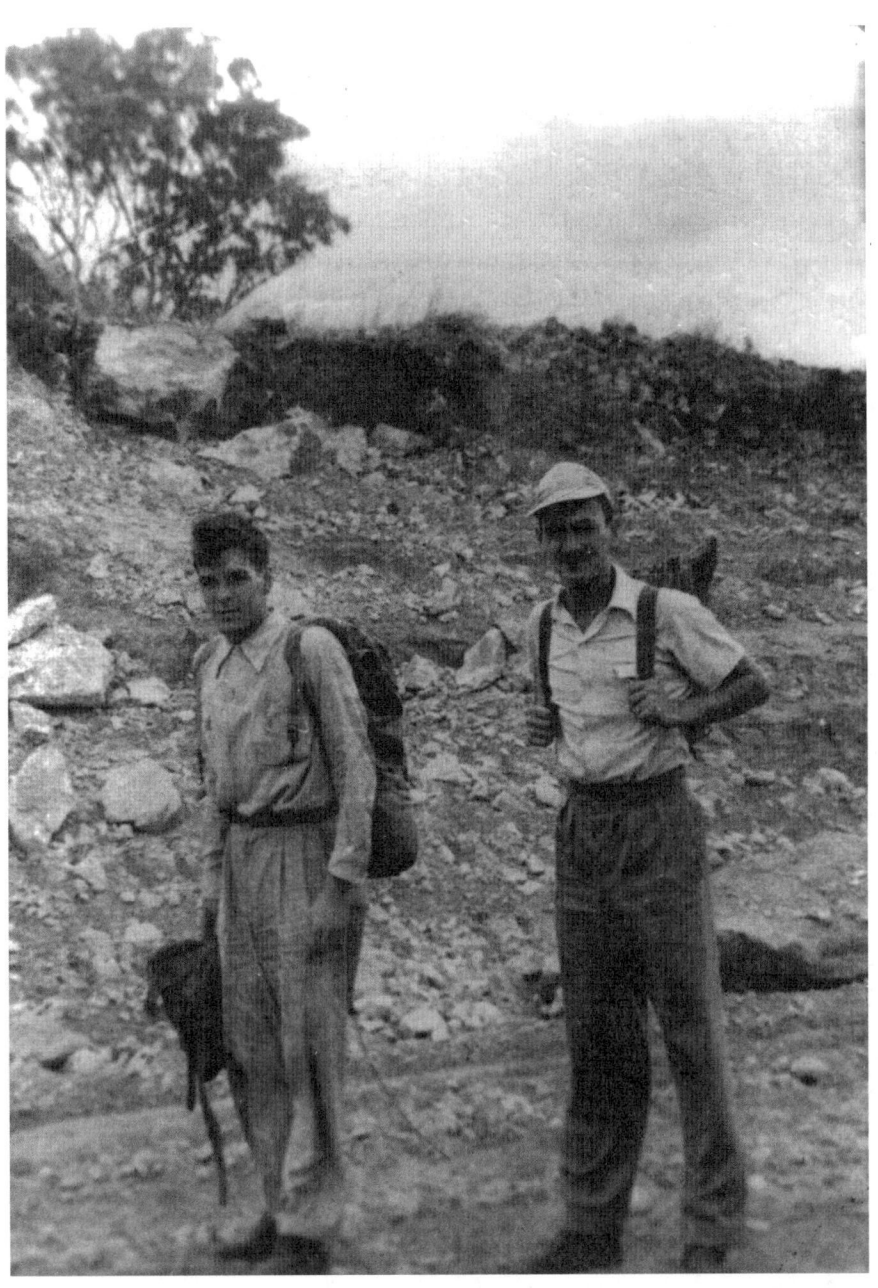

Junto a su compañero de viaje Gualo García durante su segundo viaje
por América Latina. Costa Rica, 1953.

subsistir, teniendo, además, la ventaja de que solo me ocupa tres horas tres veces por semana. Esto me permite dedicar las mañanas íntegras al hospital donde estoy haciendo roncha con el método de Pisani. (…).

Sigo en la fotografía pero dedicándome a cosas más importantes como «estudios» y algunas cositas raras que salen por estos lados. El sobresueldo es poco, pero espero redondear los mil este dichoso mes de diciembre, y si la suerte me ayuda pondremos una pequeña fotografía al final del año que viene (principio quise decir). Contra lo que pudieras creer, no soy más malo que la mayoría de los fotógrafos y sí el mejor del grupo de compañeros, eso sí, en este grupo no se necesita ser tuerto para la corona.

Mis planes inmediatos contemplan unos seis meses de permanencia en México que me interesa y me gusta mucho, y en ese tiempo pedir como de pasada la visa para conocer bien a los «hijos de la gran potencia», como los llama Arévalo. Si se da, allí estaré, y si no, veré qué se hace en firme. Siempre sin despreciar la ida directa detrás de la cortisona[9] para ver qué pasa también. Como ves, nada nuevo sobre lo anterior.

En el terreno científico estoy con mucho entusiasmo y lo aprovecho porque esto no dura. Estoy haciendo dos trabajos de investigación y tal vez inicie un tercero, todos sobre alergia y, aunque muy lentamente, sigo juntando material para un librito que verá la luz —si la ve— dentro de varios años y que lleva el pretencioso título de *La función del médico en Latinoamérica*. Con algo de autoridad puedo hablar sobre el tema ya que, si no conozco mucho de medicina, a Latinoamérica la tengo bien junada.[10] Por supuesto, fuera del plan general de trabajo y de unos tres o cuatro capítulos no hay nada más, pero el tiempo me sobra.

Con respecto a las diferencias de pensar que según vos se acentúan te aseguro que será por poco tiempo. A aquello que tanto le temés se llega por dos caminos: el positivo, de un convencimiento directo, o el negativo a través de un desengaño de todo. Yo llegué por el segundo camino, pero para convencerme inmediatamente de que hay que seguir por el primero. La forma en que los gringos tratan a América (acordate que gringos son yanquis) me iba provocando una indignación creciente, pero al mismo tiempo

---

[9]   Se refiere a la Unión Soviética, a la que en occidente denominaban «la cortina de hierro».

[10]   Del caló argentino: bien calada.

estudiaba la teoría del por qué de su acción y la encontraba científica. Después vino Guatemala y todo eso difícil de contar, de ver cómo todo el objeto del entusiasmo de uno se diluía por la voluntad de esos señores y cómo se fraguaba ya el nuevo cuento de la culpabilidad y criminalidad rojas, y cómo los mismos guatemaltecos traidores se prestaban a propagar todo eso para mendigar algo en el nuevo orden de cosas. En qué momento dejé el razonamiento para tener algo así como la fe, no te puedo decir, ni siquiera con aproximación, porque el camino fue bastante larguito y con muchos retrocesos (…).

[Aproximadamente octubre de 1956]
Querida mamá:
Tu pinchurriente hijo, hijo de mala madre por añadidura, no está seminada; está como estaba Paul Muni[11] cuando decía lo que decía con una voz patética y se iba alejando en medio de sombras que aumentaban y música *ad hoc*. Mi profesión actual es la de saltarín, hoy aquí, mañana allí, etc., y a los parientes… no los fui a ver por esa causa (además, te confesaré que me parece que tendría más afinidad de gustos con una ballena que con un matrimonio burgués dignos empleados de beneméritas instituciones a las que haría desaparecer de la faz de la tierra, si me fuera dado hacerlo. No quiero que creas que es aversión directa, es más bien recelo; ya Lezica demostró que hablamos idiomas diferentes y que no tenemos puntos de contacto). Toda la explicación tan larga del paréntesis te la di porque después de escrita me pareció que vos te imaginarías que estoy en tren de morfa-burgués[12] y por pereza de empezar de nuevo y sacar el párrafo me metí en una explicación kilométrica y que se me antoja poco convincente. Punto y aparte. Hilda irá dentro de un mes a visitar a su familia, en Perú, aprovechando que ya no es delincuente política sino una representante algo descarriada del muy digno y anticomunista partido aprista. Yo, en tren de cambiar el ordenamiento de mis estudios: antes me dedicaba mal que bien a la medicina y el tiempo libre lo dedicaba al estudio en forma informal de San Carlos. La nueva etapa de mi vida exige también el cambio de orde-

---

[11]   Actor norteamericano, intérprete de la película *Soy un fugitivo*, a la que hace alusión.
[12]   Come burgueses.

nación; ahora San Carlos es primordial, es el eje, y será por los años que el esferoide me admita en su capa más externa; la medicina es un juego más o menos divertido e intrascendente, salvo en un pequeño aparte al que pienso dedicarle más de un medular estudio, de esos que hacen temblar bajo su peso los sótanos de la librería. Como recordarás, y si no lo recordás te lo recuerdo ahora, estaba empeñado en la redacción de un libro sobre la función del médico, etc., del que solo acabé un par de capítulos que huelen a folletín tipo *Cuerpos y almas*,[13] nada más que mal escrito y demostrando a cada paso una cabal ignorancia del fondo del tema; decidí estudiar. Además, tenía que llegar a una serie de conclusiones que se daban de patadas con mi trayectoria esencialmente aventurera; decidí cumplir primero las funciones principales, arremeter contra el orden de cosas, con la adarga al brazo, todo fantasía, y después, si los molinos no me rompieron el coco,[14] escribir.

A Celia le debo la carta laudatoria que escribiré después de esta si me alcanza el tiempo. Los demás están en deuda conmigo pues yo tengo la última palabra con todos, aun con Beatriz. A ella decile que los diarios llegan magníficamente y me dan un panorama muy bueno de todas las bellezas que está haciendo el gobierno. Los recorté cuidadosamente para seguir el ejemplo de mi progenitor; ya que Hilda se encarga de seguir el ejemplo de la progenitora. A todos un beso con todos los aditamentos adecuados y una contestación, negativa o afirmativa, pero contundente, sobre el guatemalteco.

Ahora no queda más que la parte final del discurso, referente al hombrín y que podría titularse: «¿Y ahora qué?» Ahora viene lo bravo, vieja; lo que nunca he rehuido y siempre me ha gustado. El cielo no se ha puesto negro, las constelaciones no se han dislocado ni ha habido inundaciones o huracanes demasiado insolentes; los signos son buenos. Auguran victoria. Pero si se equivocaran, que al fin hasta los dioses se equivocan, creo que podré decir como un poeta que no conocés: «Solo llevaré bajo tierra la pesadumbre de un canto inconcluso.» Para evitar patetismos pre morten, esta carta saldrá cuando las papas quemen de verdad y entonces sabrás que tu hijo, en un

---

[13]   Título de un libro de Van der Mersch Macence.
[14]   Cabeza.

soleado país americano, se puteará a sí mismo por no haber estudiado algo de cirugía para ayudar a un herido y puteará al gobierno mexicano que no lo dejó perfeccionar su ya respetable puntería para voltear muñecos con más soltura. Y la lucha será de espaldas a la pared, como en los himnos, hasta vencer o morir.

Te besa de nuevo, con todo el cariño de una despedida que se resiste a ser total.

Tu hijo

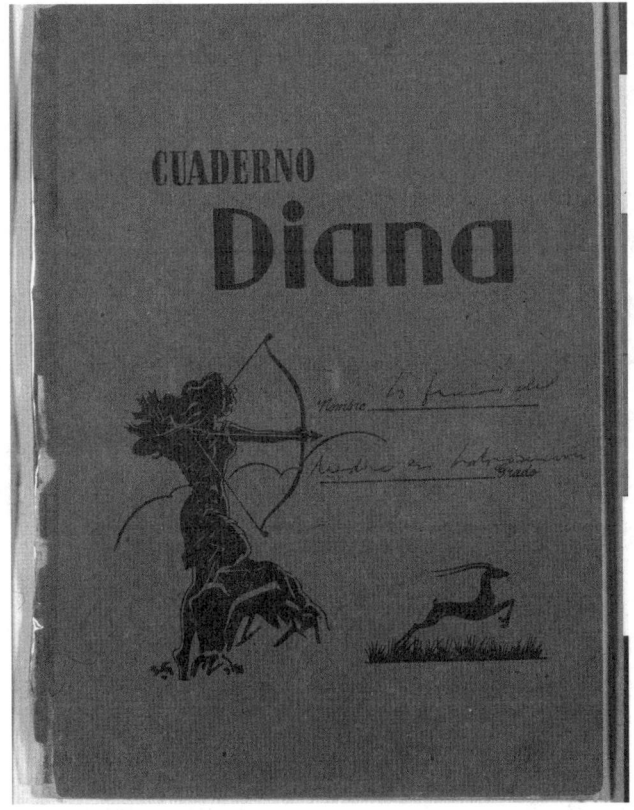

Cuaderno de apuntes para el libro *La función del médico en Latinoamérica.*

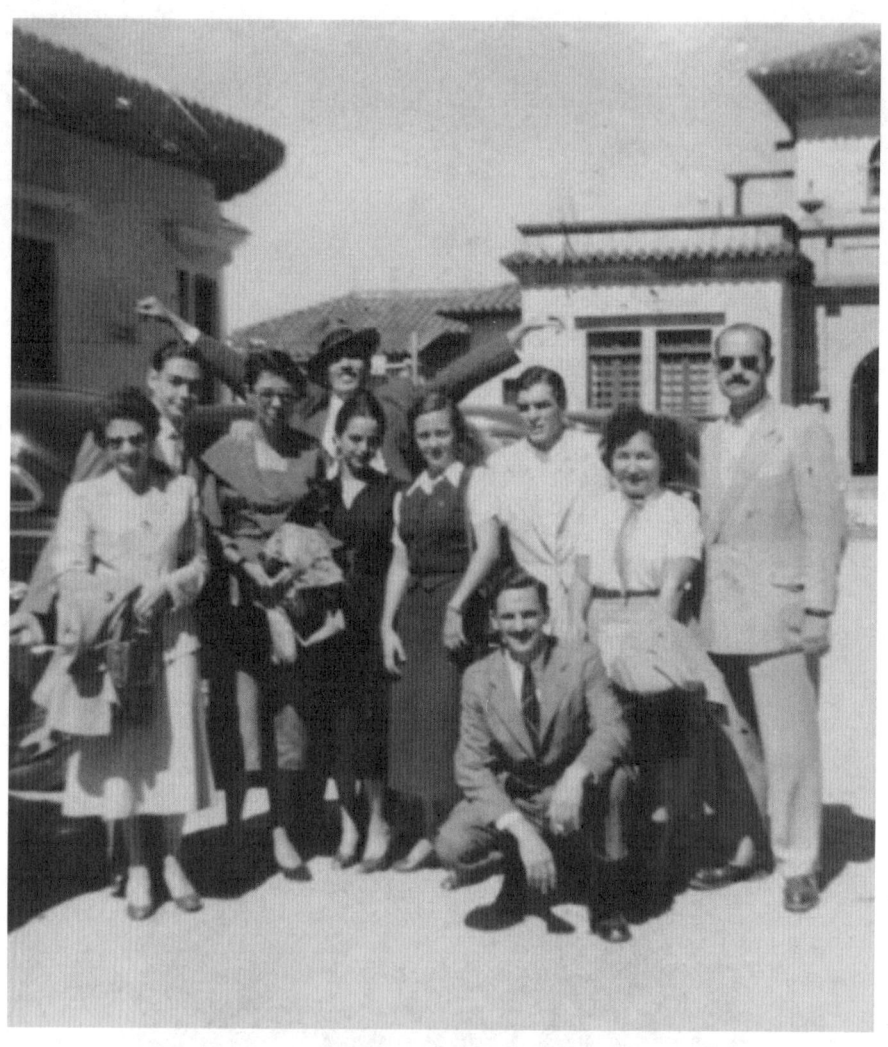

En Guatemala con Ricardo Rojo, Luzmila Oller, Gualo García, Hilda Gadea,
Oscar Valdovinos, entre otros, 1954.

El médico y el medio*

Al iniciar la lucha por la salud del pueblo, como primera medida, el médico debe ocuparse de cotejar sus posibilidades frente al complejo escenario que lo rodea. De los análisis anteriores se desprende que los medios son muy diferentes según las regiones, países, clases sociales o grupos étnicos con que se deba entender el facultativo.

La lucha siempre debe plantearse con una fórmula general que garantice el buen éxito posterior y que sea conducente a ganar para el profesional, la confianza primero y el cariño luego de los grupos que estén bajo su responsabilidad médica. Aunque en líneas generales no se puede sino esbozar el problema, como regla axiomática es bueno asentar que la primer arma a utilizar es la flexibilidad. La flexibilidad le permitirá llegar —sin que sean muy aparentes sus tanteos— a ganarse el respeto del pueblo en general. Naturalmente, las condiciones de la lucha variarán mucho, pero en el camino de la consolidación el médico deberá siempre realizar este primer paso.

Se estima que una de las primeras trampas a sortear es la tendida por los colegas y gente de profesión afín. En los pequeños pueblos, algún médico rival o el farmacéutico, en los mayores una serie de colegas y especialistas; siempre, de todas maneras, la primera escaramuza se librará contra su flanco monetario. Únicamente después de haberse mostrado absolutamente inexpugnable al soborno será objeto de ataques más recios. Es este período que media entre la neutralidad armada y la guerra abierta que el médico debe aprovechar efectivamente. Luego, la guerra deberá llevarse no solo contra los estigmas comerciales de la profesión, sino también contra las lacras de otro tipo. La lucha por mejores condiciones de trabajo para los obreros y por una adecuada atención médica le llevará fácilmente a chocar con las autoridades constituidas del sector analizado, siempre obsecuentes para respon-

---

der al imperativo de los amos económicos del lugar, con los que a veces se confunden. Todas las acciones deben llevarse simultáneamente con movimientos de opinión en favor de la causa popular defendida; aquí es donde el médico debe desplegar al máximo su capacidad de psicólogo. Sobre todo en los lugares donde la lucha debe plantearse cara a cara con el capital, sin la ayuda de ley obrera alguna. La huelga es muy difícil de organizar, a menos que las causas determinantes sean de una gravedad tal que alcance a golpear eficazmente la conciencia poco desarrollada de las masas trabajadoras de nuestro continente, lo que en pocas oportunidades ocurre y, en general, hay que tener mucho cuidado con la calificación de médico huelguista que puede acabar con la reputación de un profesional en un lugar dado.

La función general del médico, si no es posible quedar totalmente al lado, será la de un orientador de tipo doctrinario sin interés aparente en la conducción del movimiento. En los lugares pequeños hay fuerzas a las que no es posible despreciar. Hay que tener siempre en cuenta que en estos lugares la opinión pública es mucho más importante que en las ciudades y el médico debe tener siempre a mano la anécdota ejemplarizante de las malas condiciones de trabajo o de vida de los defendidos por él.

Para trazarse una línea general de conducta, es necesario entrar al lugar de batalla imbuido de una serie de conocimientos esenciales. Son ellos la natalidad, la mortalidad infantil, prenatal y general; la (Ilegible en el original) y, ayudado por otros datos, la morbilidad general. En los casos en que no haya registros de defunciones y otras características —que serán la mayoría de los lugares de América— es conveniente hacer visita a los lugareños e ir posesionándose de su interioridad doméstica en forma gradual.

El cuadro general de las enfermedades dará una serie de ideas sobre los problemas fundamentales a resolver. En otro punto hablaré sobre la necesidad del médico de hacer que los vecinos entren activamente en la vida sanitaria del pueblo, pero siempre se puede adelantar que las enfermedades de tipo epidémico y, sobre todo, endémico, deben combatirse por medio del uso adecuado de las medidas generales de sanidad pública, ayudados por una exacta comprensión del problema, explicado por el facultativo.

Una de las cartas de triunfo, aunque siempre peligrosa, del facultativo, es la creación de cooperativas sanitarias. Las cooperativas son siempre un arma de doble filo y en general que sean rápidamente copadas por las «damas» del pueblo y otra gente que en general tiende a estancar el normal desarrollo de la sanidad, pero en los lugares donde la cooperativa deba ser creada es fácil que no haya nada todavía de manera que siempre será un paso adelante.

No concierne en este momento insistir mucho en la representación obrero-campesina en las sociedades de beneficencia para evitar el tilde de «rojo» que enseguida caería sobre las espaldas del médico, pero sí es importante que este, con mucho tino, vaya formando la conciencia de las clases menesterosas y convenciéndolas de la importancia que tiene la sanidad en los problemas de la vida diaria.

En la parte médica es esencial remachar sobre la importancia de la nutrición en cada una de las más comunes enfermedades endémicas.

El adecuado tratamiento nutritivo y su éxito correspondiente llamará la atención sobre esa importancia. El médico deber recordar que en las condiciones actuales de la lucha las preocupaciones económicas ocupan el primer lugar y recién el segundo y como complemento del anterior, lo ocupa la sanidad, siguiéndole la educación.

Un hombre bien comido se preocupará inmediatamente de su salud y al mejorarla, lo que será un hecho en los lugares malsanos y abandonados, pasará a ocuparse del siguiente problema en orden de importancia: la educación propia y de sus familiares.

En este último aspecto, si bien debe tener una función orientadora importante, no es conveniente que el médico figure en primera plana, sobre todo en los tipos de estudios cuya naturaleza los llevará indefectiblemente a luchar contra las concepciones de las clases dominantes.

En los lugares de arraigada tradición religiosa hay que cuidarse en ese aspecto, por lo menos hasta el momento de haber neutralizado personalmente a las personas más capaces de hacer una oposición sistemática contra él.

En el ramo estricto de la sanidad pública debe recordarse siempre que son los niños los que deben recibir el mejor tratamiento posible, tratando en todo momento de que los beneficios sean el resultante de la acción colectiva de la comunidad, más que de la acción individual del médico. La higiene individual, no interesa tanto como problema ya que está destinada a agrupaciones humanas que han pasado el estado de deficiencia sanitaria colectiva o solo está destinado a una pequeña parte de la comunidad, tarea que no debe

ser nunca la de un médico revolucionario. En el ramo de la higiene y profilaxis colectiva, además de las medidas que en cada caso y de acuerdo con
leyes y ordenanzas establecidas dicte autoridad; el facultativo puede organizar sistemas de búsquedas y aislamiento de las enfermedades en los campos
en que se encuentran. Para ello y considerando una comunidad de alguna
importancia ya es bueno este tipo de organización tomada del libro del doctor Germinal Rodríguez, *Higiene y Profilaxis*.

Es una oficina bastante pretenciosa pero que el médico solo puede llevar
satisfactoriamente con la ayuda de una secretaria, un laboratorista y dos asis-
tentes sociales más algún voluntario general.

Una oficina de este tipo además del inapreciable servicio sanitario que
presta, tiene la virtud de aficionar a los habitantes al ejercicio de derecho ciu-
dadano que cuando se hagan costumbres en ellos atraerán hacia la vida en
común a muchos «lobos esteparios».

Uno de los puntos a los que el médico debe prestar mayor interés es el de
asegurar por lo menos la neutralidad del Estado. América tiene una diver-
gencia aparentemente grande entre todos sus sistemas de gobierno, pero casi
todos ellos están dentro de un denominador común: el colonialismo. Este
nombre que encierra en sí la tragedia de los grupos humanos que viven el
presente latinoamericano tiene toda una época de cierto tinte especial cuyas
cualidades generales son:

— Dominio de los grandes terratenientes.

— Autoridades prepotentes y antipopulares.

— Franco dominio del clero.

— Ausencia de leyes sociales efectivas.

— Predominio de las corporaciones monopolistas extranjeras.

En este panorama, con las autoridades como representante directo de las
clases sociales superiores, el médico tiene que andar con pies de plomo para
mantener cuando menos la neutralidad del Estado. Para ello deberá cumplir con las autoridades sanitarias superiores, al mismo tiempo que exigir de
ellas el máximo de elementos posibles y al mismo tiempo, independizar de
la burocracia central la lucha casi personal que deberá dirigir contra los elementos explotadores pero sin que la lucha política aparezca como el nivel de
su acción médico-social.

Es casi innecesario recalcar que la labor del médico debe ejercitarse con una total dedicación pues en ello va el triunfo de la idea que sustenta y es favorable comparación con la acción inconsecuente e interesada de sus colegas individualistas, que no ven en su acción más que una acción delimitada que los conducirá a la meta por ellos ansiada, ya sea el poder (relativo poder de médico de aldea), la fama o el dinero. El médico revolucionario debe tener siempre presente que su deber es atacar las lacras de todo tipo que atacan al pueblo, el único gobierno a quien sirven.

Testimonio. Ernesto, médico en México*

Estos fragmentos sobre una investigación científica relacionada con las alergias, corresponden a un trabajo realizado por el doctor Ernesto Guevara de la Serna, por entonces residente en México D.F., el cual fue publicado en el volumen II, número 4 (mayo de 1955), de la Revista Iberoamericana de Alergología —*Alergia*— que dirigía el ya desaparecido profesor, doctor Mario Salazar Mallén, eminente médico mexicano.

La hemeroteca de la Sociedad Médica del Hospital General de México donde ejerció el joven doctor Ernesto Guevara, conserva los impresos originales de este y otros trabajos de investigación realizados por Ernesto. Durante esa etapa el Che trabajó tanto en el Hospital General como en el Instituto de Cardiología, donde el profesor Salazar Mallén contaba con un centro de investigación. Relata Olvido Tapia, viuda de Salazar Mallén:

«El profesor Salazar Mallén era un devoto de su profesión y quería que Ernesto Guevara se entregara como él a la Medicina, en cuerpo y alma, porque consideraba, con sobrada razón, que aquel muchacho tenía mucho talento para la investigación. Mi marido me contó que finalmente no logró convencerlo y Ernesto le confirmó una sospecha que él tenía, porque algo le había hablado su alumno: un día, así como así, le dijo: "Maestro... pues ahí nos vemos, es que ya está decidido..." Después, cuando Mario se enteró del desembarco del *Granma* y de los avatares que pasaron Fidel, Ernesto y todos ellos, estaba furioso, pero muy furioso por no haber podido impedir que Ernesto se hubiera ido. Me decía: "Verás, este muchacho no va a resistir, acuérdate de su asma". Pero la vida le dio la razón al Che, como ya lo nombraba todo el mundo y no a mi marido. Luego en 1959, 1960, etc., el Che llamaba a Mario por teléfono para consultarle sobre medicamentos y sobre problemas de alergia. También Mario lo llamaba a él y lo tenía infor-

---

* Fragmentos de la entrevista realizada por la periodista Marta Rojas, publicada en periódico *Granma*, 14 de junio de 1989.

mado de cómo marchaban las investigaciones en ese campo; ellos siguieron siendo grandes amigos. El Che lo invitó a Cuba para que se relacionara con los médicos de allá, lo llevó a visitar lugares donde él había combatido como guerrillero con el Comandante Fidel Castro, y Mario trajo a México muchas fotografías en las que aparecían el Che, sus ayudantes barbudos, su esposa Aleida March...

»Tanto quería el maestro a Ernesto que lo hacía acompañarnos a las excursiones, casi todas relacionadas con eventos sobre su especialidad médica que se celebraban en otros estados del país. Mi hija, entonces muy pequeñita, y desgraciadamente también fallecida, tenía encanto con Ernesto y él con ella. La subía a la espalda y caminaba grandes tramos con ella a cuestas, simplemente para complacerla en sus intereses infantiles; él era muy amable y respetuoso. Cuando el Profesor hablaba con otras personas que Ernesto no conocía, enseguida se separaba del grupo, y si Mario no lo llamaba, no tomaba parte de la conversación aunque dominara perfectamente el tema en cuestión. Incluso nosotros lo invitamos tan pronto llegó a vivir en esta casa donde había espacio y comodidades para él, pero Ernesto rehusó. Dijo que no estaba bien que un alumno viviera en la misma casa de su profesor, que el Maestro necesitaba privacidad y que había ciertas distancias que guardar; no hubo forma de convencerlo de que viniera con nosotros, él prefirió quedarse dentro de un saco de dormir sobre una cama de reconocimiento en un cuartico pequeño de consulta e instrumentos en el Hospital, hasta que tuvo su propio departamento».

El médico David Mitrani, amigo de Ernesto

«El Che era solo un año mayor que yo. Eramos muy jóvenes. Yo lo admiraba, lo admirábamos todos en el Hospital, porque con sus 24 años había andado toda América, había participado en la "revuelta" de Guatemala... En fin, por su origen argentino lo que él nos contaba nos parecía a veces una exageración, pero era la pura verdad: él había vivido intensamente esos años, y aquí en México también. Durante el día estaba trabajando en sus investigaciones, mientras por las noches ejercía como profesor asistente en las prácticas de fisiología humana en la vieja Facultad de Medicina. También tiraba fotos. Por otra parte, intervenía perros y gatos para sus investigaciones, y lo interesante es que era muy maduro en sus cosas y a la vez parecía un muchacho grande; por ejemplo cuando, como decía la señora Olvido, jugaba con la pequeña María Eugenia. Nosotros dos discutíamos muchísimo sobre política internacional; él era muy maduro.

»Al día siguiente de Ernesto conocer a Fidel Castro, vino a verme al Hospital muy entusiasmado, pero muy entusiasmado, y me contó que había conocido en él, en Fidel, a una gente muy agradable y muy inteligente, y cuántas cosas más. Después yo fui conociendo a algunos cubanos a quienes atendí como médico en el Hospital, a pedido expreso de Ernesto. Cuando lo tomaron preso él me mandó a llamar, me mandó a pedir adrenalina; le llevé personalmente algunas ampolletas y lo curioso es que llego a la cárcel y lo primero que me encuentro es a Ernesto, al Che, jugando ajedrez con uno de los agentes, con uno de sus carceleros.

»Pero —continúa Mitrani—, volviendo a su interés por la Medicina, les diré que Ernesto trabajó muy duro y muy seriamente, como todo lo que él hacía; su labor investigativa tuvo fortuna. Como joven tuvo un éxito rotundo porque le publicaron sus trabajos en una revista especializada. Recuerdo, al menos, dos muy sonados sobre antígenos alimentarios y sobre la acción de la histamina en el útero de las gatas. El hizo las investigaciones solo y redactó los trabajos en medio de sus inquietudes políticas y la lucha por la vida, porque incluso ya había hecho una familia.

»¡Ah, eso sí! A las doce del día en el laboratorio el maestro (Salazar Mallén) tenía la costumbre de interrumpir las labores y tomar café con nosotros; durante ese rato se realizaba alguna lectura de una obra clásica, por lo regular relatos cortos de Mark Twain o de Anton Chejov. El Maestro mandaba a sus alumnos a comentar lo que se había leído y Ernesto, con esa madurez y esa cultura que tenía, participaba siempre con intervenciones enriquecedoras. Por las tardes, cuando terminaba el trabajo en el laboratorio, entonces era la suya: invitábamos a las chicas y a otros colegas y el Che preparaba dos litros de té de hierba mate, y a conversar, a discutir acaloradamente… A Ernesto le encantaba preparar el mate y nos "obligó" a tomarlo con él, y ya lo extrañábamos cuando no tomábamos ese mate. Luego salíamos él y yo de nuevo a "taquear" o a cumplimentar nuestros intereses individuales respectivos».

UN MÉDICO GUERRILLERO

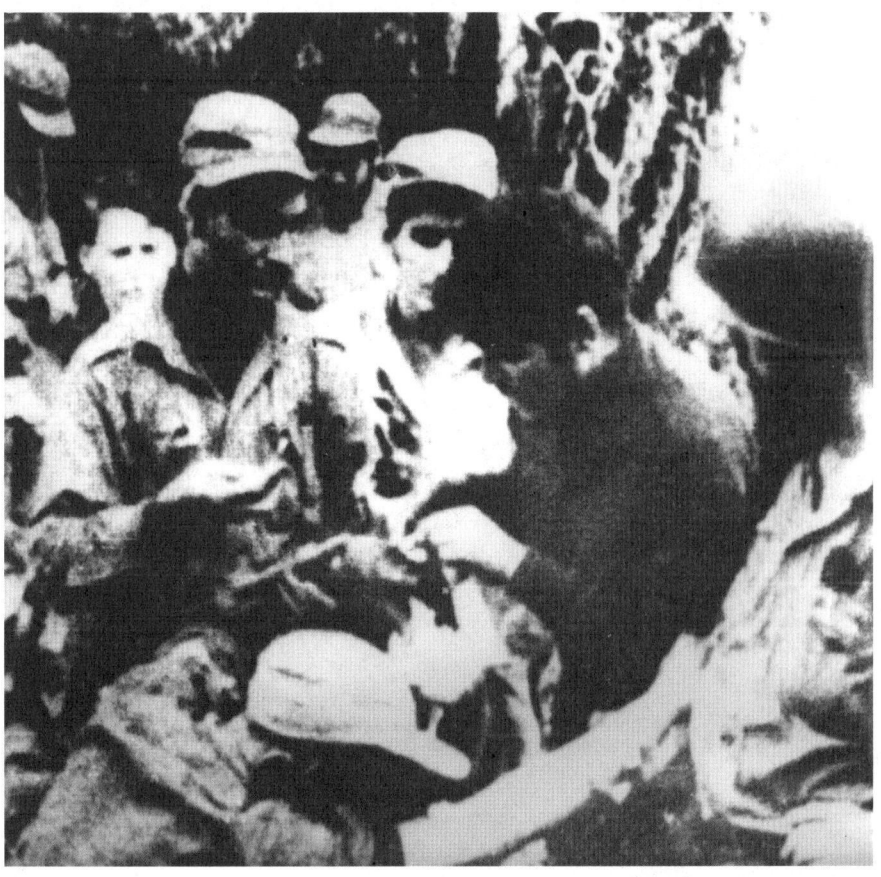

El Che extrae una herida de bala en la Sierra Maestra.

Pasajes de la guerra

Tomado de *Pasajes de la guerra revolucionaria.*

La tarea de aquella época

Ya no quedaba de nuestros equipos de guerra nada más que el fusil, la canana y algunas balas mojadas. Nuestro arsenal médico había desaparecido, nuestras mochilas en su gran mayoría habían quedado en los pantanos.

(…) En la madrugada del día 5 eran pocos los que podían dar un paso más; la gente desmayada, caminaba pequeñas distancias para pedir descansos prolongados.

(…) Mi tarea en aquella época, como médico de la tropa, era curar las llagas de los pies heridos. Creo recordar mi última cura en aquel día. Se llamaba el compañero Humberto Lamotte y esa era también su última jornada. Está en mi memoria la figura cansada y angustiada llevando en la mano los zapatos que no podía ponerse mientras se dirigía del botiquín de campaña hasta su puesto (pp. 10 y 11).

(…) En ese momento un compañero dejó una caja de balas casi a mis pies, se lo indiqué y el hombre me contestó con cara que recuerdo perfectamente, por la angustia que reflejaba, algo así como «no es hora para cajas de balas», e inmediatamente siguió el camino del cañaveral (después murió asesinado por uno de los esbirros de Batista). Quizá esa fue la primera vez que tuve planteado prácticamente ante mí el dilema de mi dedicación a la medicina o a mi deber de soldado revolucionario. Tenía delante una mochila de medicamentos y una caja de balas, las dos eran mucho peso para transportarlas juntas; tomé la caja de balas, dejando la mochila para cruzar el claro que me separaba de las cañas.

(…) Cerca de mí un compañero llamado Arbentosa, caminaba hacia el cañaveral. Una ráfaga que no se distinguió de las demás, nos alcanzó a los dos. Sentí un fuerte golpe en el pecho y una herida en el cuello; me di a mí mismo por muerto. Arbentosa, vomitando sangre por la nariz, la boca y la enorme herida de una bala cuarenta y cinco, gritó algo así como «me mataron» y empezó a disparar alocadamente pues no se veía a nadie en aquel momento. Le dije a Faustino, desde el suelo, «me jodieron» (pero más fuerte la palabra), Faustino me echó una mirada en medio de su tarea y me dijo que no era nada, pero en sus ojos se leía la condena que significaba mi herida (pp. 11 y 12).

Almeida llegó hasta mí y me dio ánimos para seguir; a pesar de los dolores, lo hice y entramos en el cañaveral. Allí vi al gran compañero Raúl Suárez, con su dedo pulgar destrozado por una bala y Faustino Pérez vendándoselo junto a un tronco (p. 13).

Marca la diferencia

Siempre contrastaba nuestra actitud con los heridos y la del ejército, que no solo asesinaba a nuestros heridos sino que abandonaba a los suyos. Esta diferencia fue haciendo su efecto con el tiempo y constituyó uno de los factores de triunfo. Allí, con mucho dolor para mí, que sentía como médico la necesidad de mantener reservas para nuestras tropas, ordenó Fidel que se entregaran a los prisioneros todas las medicinas disponibles para el cuidado de los soldados heridos, y así lo hicimos (p. 20).

Argentino de…

Todos pudieron fácilmente llegar a la cumbre y sobrepasarla, pero para mí fue una tarea tremenda. Pude llegar, pero con un ataque tal de asma que, dar un paso era tarea difícil. En aquellos momentos, recuerdo los trabajos que pasaba para ayudarme a caminar el guajiro Crespo; cuando yo no podía más y pedía que me dejaran, el guajiro, con el léxico especial de nuestras tropas, me decía: «Argentino de… vas a caminar o te llevo a culatazos.» Además de decir esto cargaba con todo su peso, con el de mi propio cuerpo y el de mi mochila para ir caminando en las difíciles condiciones de la loma, con un diluvio sobre nuestras espaldas (p. 50).

Médico en el Estado Mayor

Se formaron también los nuevos pelotones, integrándose toda la tropa para formar tres grupos a cargo de los capitanes Raúl Castro, Juan Almeida y Jorge Sotús; Camilo Cienfuegos mandaría la vanguardia y Efigenio Ameijeiras, la retaguardia; mi cargo era de médico en el Estado Mayor, y Universo Sánchez era el jefe de la escuadra asignada a la comandancia (p. 57).

Adquiriendo el temple

Se me fió un nuevo compañero —Paulino se llamaba— como ayudante para cargar las medicinas, de tal manera que mi tarea estaba un poco aliviada y podía dedicarme durante algunos minutos en el día, después de las caminatas, a atender la salud de nuestra tropa (p. 60).

El Dr. que a todas dice lo mismo

En aquella época tenía que cumplir mis deberes de médico y en cada pequeño poblado o lugar donde llegábamos realizaba mi consulta. Era monótona pues no tenía muchos medicamentos que ofrecer y no presentaban una gran diferencia los casos clínicos de la Sierra; mujeres prematuramente avejentadas, sin dientes, niños de vientres enormes, parasitismo, raquitismo, avitaminosis en general, eran los signos de la Sierra Maestra (p. 72).

Recuerdo que una niña estaba presenciando las consultas que daba a las mujeres de la zona, las que iban con mentalidad casi religiosa a conocer el motivo de sus padecimientos; la niñita, cuando llegó su mamá, después de varios turnos anteriores a los que había asistido con toda atención en la única pieza del bohío que me servía de consultorio, le chismoseó: «Mamá, este doctor a todas les dice lo mismo». Y era una gran verdad; mis conocimientos no daban para mucho más, pero, además, todas tenían el mismo cuadro clínico y contaban la misma historia desgarradora sin saberlo. ¿Qué hubiera pasado si el médico en ese momento hubiera interpretado que el cansancio extraño que sufría la joven madre de varios hijos, cuando subía una lata de agua del arroyo hasta la casa, se debía simplemente a que era mucho trabajo para tan poca y tan baja calidad de comida? Ese agotamiento es algo inexplicable porque toda su vida la mujer ha llevado las mismas latas de agua hasta el mismo destino y solo ahora se siente cansada (…).

Solo sé, en lo que a mí respecta, que aquellas consultas a los guajiros de la Sierra convirtieron la decisión espontánea y algo lírica en una fuerza de distinto valor y más serena. Nunca han sospechado aquellos sufridos y leales pobladores de la Sierra Maestra el papel que desempeñaron como forjadores de nuestra ideología revolucionaria (pp. 72, 73 y 74).

Combatiente directo

Uno de los fusiles ametralladoras fue al pelotón del capitán Jorge Sotús, otro al pelotón de Almeida y otro para el Estado Mayor, encargándoseme a mí de su manejo. Las trípodes fueron: una para Raúl, otra para Guillermo García y la tercera para Crescencio Pérez. De tal manera, me iniciaba como combatiente directo, pues lo era ocasional, pero tenía como fijo el cargo de médico; empezaba una nueva etapa para mí en la Sierra (p. 81).

Hazte cargo de todo esto

En ese momento escuché cerca de mí un gemido y unos gritos en medio del combate, pensé que sería algún soldado enemigo herido y avancé arrastrándome, mientras le intimaba rendición; en realidad, era el compañero Leal, herido en la cabeza. Hice una corta inspección de la herida, con entrada y salida en la región parietal; Leal estaba desmayándose, mientras empezaba la parálisis de los miembros de un costado del cuerpo, no recuerdo exactamente cuál. El único vendaje que tenía a mano era un pedazo de papel que coloqué sobre las heridas (p. 88).

Llegamos hasta el batey donde tomamos prisioneros a los dos soldados que habían escapado a mi ametralladora y también al médico y su asistente. Con el médico, un hombre canoso y reposado cuyo destino posterior no conozco —no sé si actualmente estará integrado a la Revolución— sucedió un caso curioso: mis conocimientos de medicina nunca fueron demasiado grandes; la cantidad de heridos que estaban llegando era enorme y mi vocación en ese momento no era la de dedicarme a la sanidad; sin embargo, cuando fui a entregarle los heridos al médico militar, me preguntó cuántos años tenía y acto seguido, cuándo me había recibido. Le expliqué que hacía algunos años y entonces me dijo francamente: «Mira, chico, hazte cargo de todo esto, porque yo me acabo de recibir y tengo muy poca experiencia». El hombre, entre su inexperiencia y el temor lógico de la situación, al verse prisionero se había olvidado hasta la última palabra de medicina. Desde aquel momento tuve que cambiar una vez más el fusil por mi uniforme de médico que, en realidad, era un lavado de manos (pp. 89 y 90).

El reencuentro con la profesión médica tuvo para mí algunos momentos muy emocionantes. El primer herido que atendí, dado su gravedad, fue el compañero Cilleros. Una bala había partido su brazo derecho y, tras de atravesar el pulmón, aparentemente se había incrustado en la columna, privándolo del movimiento en las dos piernas. Su estado era gravísimo y apenas si me fue posible darle algún calmante y ceñirle apretadamente el tórax para que respirara mejor. Tratamos de salvarlo en la única forma posible en esos momentos; llevándonos los catorce soldados prisioneros con nosotros y dejando a dos heridos: Leal y Cilleros, en poder del enemigo y con la garantía del honor del médico del puesto. Cuando se lo comuniqué a Cilleros, diciéndole las palabras reconfortantes de rigor, me saludó con una sonrisa triste que podía decir más que todas las palabras en ese momento y que expresaba su convicción de que todo había acabado. Lo sabía también y estuve tentado en aquel momento de depositar en su frente un beso de despedida pero, en mí más que en nadie, significaba la sentencia de muerte para el compañero y el deber me indicaba que no debía amargar más sus últimos momentos con la confirmación de algo de lo que él ya tenía casi absoluta certeza. Me despedí, lo más cariñosamente que pude y con enorme dolor, de los dos combatientes que quedaban en manos del enemigo. Ellos clamaban que preferían morir en nuestras tropas, pero teníamos nosotros también el deber de luchar hasta el último momento por sus vidas. Allí quedaron, hermanados con los 19 heridos del ejército batistiano a quienes también se había atendido con todo el rigor científico de que éramos capaces. Nuestros dos compañeros fueron atendidos decentemente por el ejército enemigo, pero uno de ellos, Cilleros, no llegó siquiera a Santiago. El otro sobrevivió a la herida, pasó prisionero en Isla de Pinos todo el resto de la guerra y hoy todavía lleva huellas indelebles de aquel episodio importante de nuestra guerra revolucionaria (pp. 93 y 94).

Cargando en uno de los camiones de Babún la mayor cantidad posible de artículos de todo tipo, sobre todo medicinas, salimos los últimos, rumbo a nuestras guaridas de la montaña, donde llegamos todavía a tiempo para atender a los heridos y despedir a los caídos, que fueron enterrados junto a un recodo del camino (pp. 94 y 95).

Se preveía que la persecución iba a ser muy grande y se resolvió que la tropa capaz de caminar debía poner distancia entre este lugar y los guardias mientras que los heridos quedarían a mi cargo y Enrique López se encargaría de suministrarme el transporte, el escondrijo y algunos ayudantes para trasladar los heridos y todos los contactos para poder recibir medicinas y curarlos en la forma debida (pp. 94 y 95).

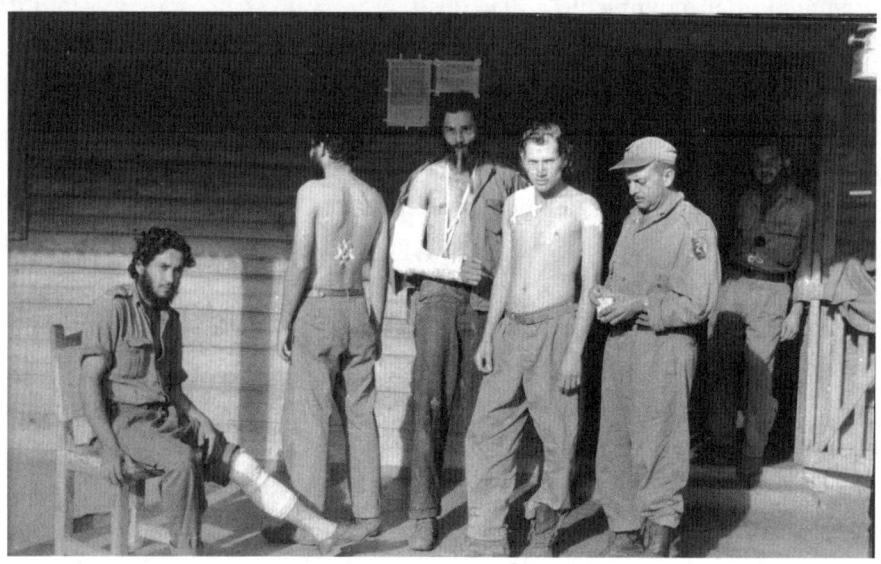

Hospital de campaña en Las Villas.

La situación era difícil

Los heridos eran Almeida y Pena, que no podían caminar; Quike Escalona, en la misma situación. Manals, a quien recomendaba que no caminara por su herida en el pulmón, Manuel Acuña, Hermes Leyva y Maceo: estos tres, con posibilidades de marchar por sus propios medios. Para defenderlos, curarlos y trasladarlos, estábamos Vilo Acuña, Sinecio Torres, práctico, Joel Iglesias, Alejandro Oñate y yo (p. 96).

La situación era difícil, pues Quike Escalona tenía sus heridas infectadas y no se podía precisar la gravedad de la de Manals. Exploramos los caminos vecinos sin encontrar soldados enemigos y resolvimos trasladarlos a un bohío que estaba a tres o cuatro kilómetros donde había una buena cantidad de pollos y que estaba abandonado por su dueño (p. 96).

(…) Con nuestra poca gente disponible iniciamos una jornada corta, pero muy difícil; consistía en bajar hasta el fondo del arroyo llamado Del Indio y subir por un estrecho sendero hasta un vara en tierra donde vivía un campesino llamado Israel con su señora y un cuñado. Fue realmente penoso el trasladar los compañeros por zonas tan abruptas, pero lo hicimos; aquella gente nos entregó hasta la cama de matrimonio para que durmieran allí los heridos (p. 97).

Al poco tiempo Acuña y Joel Iglesias me avisaron que habían escuchado voces extrañas en la otra ladera. Realmente pensamos que había llegado la hora de combatir en circunstancias muy difíciles, pues nuestra obligación era defender hasta la muerte la carga preciosa de heridos que nos habían encomendado (p. 98).

El día siguiente, al sexto mes del desembarco del *Granma*, empezamos también temprano la jornada; las marchas eran fatigosas e increíblemente cortas para una persona avezada a las caminatas en las montañas; nuestra capacidad de transporte solamente alcanzaba para un herido puesto que, en las condiciones difíciles del monte, hay que llevar los heridos en hamacas colgadas de un tronco fuerte que literalmente destroza los hombros de los porteadores, que tienen que turnarse cada 10 o 15 minutos, de tal manera que se necesita de 6 a 8 hombres para llevar un herido en estas condiciones (pp. 99 y 100).

Debuté como odontólogo

Todo el mes de junio de 1957 transcurrió en la curación de los compañeros heridos durante el ataque a Uvero y organizando la pequeña tropa con que habríamos de incorporarnos a la columna de Fidel (p. 103).

En aquellos días se había agravado algo mi asma y la falta de medicina me obligó a una inmovilidad similar a la de los heridos; pude mitigar algo la enfermedad fumando la flor seca de clarín, que es el remedio de la Sierra, hasta que llegaron los medicamentos de la civilización y pude estar también en condiciones óptimas para la partida, pero esta se demoraba uno y otro día (p. 104).

El día 26 de junio debuté como odontólogo, aunque en la Sierra me daban el más modesto título de «sacamuelas»; mi primera víctima fue Israel Pardo, el hoy capitán del ejército, que salió bastante bien parado. La segunda, Joel Iglesias, a quien faltó solamente ponerle un cartucho de dinamita en el colmillo para sacárselo, pero que llegó al final de la guerra con él puesto, pues mis esfuerzos fueron infructuosos. Se sumaba a mi poca pericia la falta de «carpules», de tal manera que había que ahorrar mucho la anestesia y usaba bastante la «anestesia psicológica», llamando a la gente con epítetos duros cuando se quejaban demasiado por los trabajos en su boca (p. 105).

Después de pesadas y cortas jornadas, llegamos a la región de Palma Mocha, ya sobre la vertiente oeste del Turquino, en la zona de las Cuevas, donde nos recibieron muy bien los guajiros y establecimos un contacto directo desde mi nueva profesión de «sacamuelas», que ejercía con todo entusiasmo (p. 110).

Un nuevo médico incorporado a la guerrilla

En la última reunión estaba presente un nuevo médico incorporado a la guerrilla, Sergio del Valle (p. 109).

No me mate, no me mate

(…) Apenas alguno que otro avión de reconocimiento volaba sobre nosotros a mucha altura, por lo cual nos paramos en una bodega, todavía en el camino, para atender a los tres heridos: uno presentaba un tiro a sedal pero desgarrante en el hombro y fue la curación algo más difícil; el otro tenía una pequeña herida de arma de poco calibre en la mano y el tercero un chichón en la cabeza producido por las patadas de las mulas del cuartel que al ser heridas o asustadas por el fuego daban coces en distintas direcciones y en una de esas, según aquel compañero, le tiraron un pedazo de mampostería en la cabeza (p. 127).

Pino del Agua II

El hombre, cada vez que pasaba un combatiente por el lado, gritaba, «no me mate, no me mate, el Che dice que no se matan los prisioneros». Cuando finalizó el combate, lo llevamos al aserrío, le hicimos las primeras curas y quedó allí para ser devuelto (p. 169).

Con una cuchilla

Uno o dos días después del combate, Machadito, hoy Ministro de Salud Pública, con una cuchilla de afeitar me operó la herida, extrayéndome una bala de carabina M-1, con lo que rápidamente inicié el proceso de curación (p. 210).

Nacieron los hospitales

En cuanto a las medicinas, se obtenían de la ciudad, pero no siempre en la cantidad y calidad requeridas, por lo tanto debíamos mantener también cierta organización para asegurarlas (p. 220).

En el aspecto de la organización de la vida de los campamentos y las comunicaciones, se establecieron algunas regulaciones sanitarias y en esta época nacieron los hospitales, uno de estos estaba instalado en la zona bajo mi mando, en un lugar de bastante difícil acceso y que ofrecía relativa seguridad a los heridos, pues era invisible desde el aire, pero el ambiente húmedo del paraje, rodeado de montes, era bastante insalubre para los heridos o enfermos que allí estaban. Este hospital fue organizado por el compañero Sergio del Valle. Los médicos Martínez Páez, Vallejo y Piti Fajardo, organizaban en la columna de Fidel hospitales similares, pero solamente adquirieron categoría superior en el segundo año de la lucha (p. 221).

No se preocupe, comandante, yo muero con usted

El asma, piadosamente, me había dejado correr unos cuantos metros, pero se vengaba de mí y el corazón saltaba dentro del pecho. Sentí la ruptura de ramas por gente que se acercaba, ya no era posible seguir huyendo (que realmente era lo que tenía ganas de hacer), esta vez era otro compañero nuestro, extraviado recluta recién incorporado a la tropa. Su frase de consuelo fue más o menos: «no se preocupe, comandante, yo muero con usted» (p. 247).

… y me la gané aquí

En Santa Clara, alentando a los heridos en el Hospital de Sangre, un moribundo me tocó la mano y dijo: «¿Recuerda, comandante? Me mandó a buscar el arma en Remedios… y me la gané aquí». Era el combatiente del tiro escapado, quien minutos después moría, y me lució contento de haber demostrado su valor. Así es nuestro Ejército Rebelde (p. 270).

Guerra de guerrillas

Fragmentos tomados del libro *Guerra de guerrillas.*

El guerrillero como combatiente

Un herido debe ser sagrado, curársele lo mejor posible —salvo que su vida anterior lo haga acreedor a un castigo de la magnitud de la muerte, en cuyo caso se procederá de acuerdo con los antecedentes del sujeto (p. 35).

El guerrillero no debe de ninguna manera dejar a un compañero herido a merced de las tropas enemigas pues la suerte de este será, casi seguramente, la muerte. Cueste lo que cueste, hay que retirarlo de las zonas de combate para trasladarlo a un lugar seguro. Las más grandes fatigas y los más grandes peligros deben correrse para esta tarea. El soldado de guerrillas debe ser un extraordinario compañero (p. 36).

Sanidad

Uno de los graves problemas que confronta el guerrillero es su indefensión frente a todos los accidentes de la vida que lleva y sobre todo frente a las heridas y enfermedades, muy frecuentes en la guerra de guerrillas. El médico cumple en la guerrilla una función de extraordinaria importancia, no solo la estricta de salvar vidas, en que muchas veces su intervención científica no cuenta, dados los mínimos recursos de que está dotado, sino también en la tarea de respaldar moralmente al enfermo y de hacerle sentir que junto a él hay una persona dedicada con todos sus esfuerzos a aminorar sus males y la seguridad de que esa persona va a permanecer al lado del herido o enfermo hasta que se cure o pase el peligro.

La organización de los hospitales depende mucho del momento histórico de las guerrillas. Se pueden dar tres tipos fundamentales de organizaciones hospitalarias que corresponden a las formas de vida.

En este desarrollo histórico tenemos una primera fase nómada. En ella el médico, si es que lo hay, viaja constantemente con sus compañeros, es un hombre más, tendrá muy probablemente que hacer todas las otras funciones del guerrillero, incluso la de pelear, y tendrá sobre sí la fatigosa y a veces desesperante tarea de tratar casos en los cuales se puede salvar una vida con un tratamiento adecuado y no existen los medios para ello. Es la etapa en que el médico tiene más influencia sobre la tropa, más importancia en su moral. En este momento del desarrollo de las guerrillas, el médico alcanza a plenitud su característica de verdadero sacerdote que parece llevar para los hombres, en su mochila desprovista, el consuelo necesario. Es incalculable lo que significa para el que está sufriendo, una simple aspirina, dada por la mano amiga de quien siente y hace suyos los sufrimientos. Por eso, el médico de la primera época debe ser una persona totalmente identificada con los ideales de la revolución, pues su prédica prenderá en la tropa con mucho más vigor que la dada por cualquier otro miembro de ella.

En el curso de los acontecimientos normales de la guerra de guerrilla, se pasa a otra etapa que podríamos llamar «seminómada». En este momento hay campamentos, frecuentados por lo menos, por la tropa guerrillera; casas amigas de entera confianza donde se pueden guardar objetos e incluso dejar heridos y la tendencia cada vez más marcada de la tropa a sedentarizarse. En este momento la tarea del médico es menos fatigosa, puede tener un equipo quirúrgico de extrema urgencia en su mochila y tener otro más vasto, para operaciones más calmas, en alguna casa amiga. Pueden dejarse los enfermos y heridos al cuidado de los campesinos que, amorosamente, prestarán su auxilio y contar con un mayor número de medicinas guardadas en lugares convenientes, las que deben estar perfectamente catalogadas, o lo mejor catalogadas posible, dentro de las circunstancias en que se vive. En esta misma etapa seminómada, si llega a haber lugares absolutamente inaccesibles se pueden establecer hospitales o casas hospitales donde vayan los heridos y enfermos a reponerse.

En la tercera etapa cuando ya hay zonas inconquistables para el enemigo, es cuando se estructura de verdad una organización hospitalaria. En su etapa más perfecta dentro de las posibilidades, puede constar de tres centros de diferentes categorías. Al nivel de la línea de combate, debe haber un médico, el combatiente, el más querido por la tropa, el hombre de batalla, cuyos conocimientos no tienen que ser demasiado profundos; y digo esto porque la labor en aquellos momentos es más que todo de alivio y de preparación del enfermo o herido y la real tarea médica se hará en hospitales más profundamente situados. No debe sacrificarse a un cirujano de calidad en las líneas de fuego.

Cuando un hombre cae en la primera línea, algunos camilleros sanitarios, si es posible, dada la organización de la guerrilla, lo llevarán al primer puesto; si no fuera así, los compañeros mismos se encargarán de este trabajo. El transporte de heridos en las zonas escabrosas es uno de los acontecimientos más delicados y uno de los percances más infortunados por el que pueda pasar un soldado. Quizá sea más duro el transporte de cualquier herido, por los sufrimientos mismos del enfermo y para la capacidad de sacrificio de la tropa, que el mismo hecho de la herida, por grave que ella sea. El transporte se puede hacer de muchas formas, de acuerdo con las características del terreno, pero en sitios escabrosos y arbolados, que son los ideales para la lucha de guerrillas, hay que caminar de uno en fondo; en esta forma, lo ideal es transportarlo en una larga pértiga, usada como travesaño, colocado el herido en una hamaca que cuelgue de ella.

Los hombres, turnándose, llevan el peso, uno adelante y otro atrás, pero rápidamente deben dejar el paso a dos compañeros más, pues los sufrimientos en los hombros son muy grandes y poco a poco se va desgastando el individuo, contando además con que lleva un peso muy considerable y delicado.

Cuando el soldado herido pasa ese primer hospital, va ya con la información de lo que se ha hecho a un segundo centro donde hay cirujanos y especialistas, dentro de las posibilidades de la tropa, en el cual se le hacen todas las operaciones de mayor envergadura que se estime sean convenientes para salvar la vida o asegurar el estado del individuo. Este es el segundo escalón. Después, ya en el plano de tercer escalón, se constituyen hospitales con las mejores comodidades posibles para investigar directamente en las zonas afectadas las causas y los efectos del mal que pueda acosar a los habitantes de la zona. Estos hospitales del tercer grupo, ya correspondientes a una vida sedentaria, no solamente son centros de restablecimiento y de operaciones de no mucha urgencia, sino además establecimientos en conexión con la población civil, en la que ejercen su función orientadora los higienistas. Deben fundarse también dispensarios que permitan una adecuada vigilancia individual. Los hospitales de este tercer grupo podrán tener, de acuerdo con la capacidad de abastecimiento de la organización civil, una serie de comodidades que permitan incluso el diagnóstico por laboratorio y la radiografía.

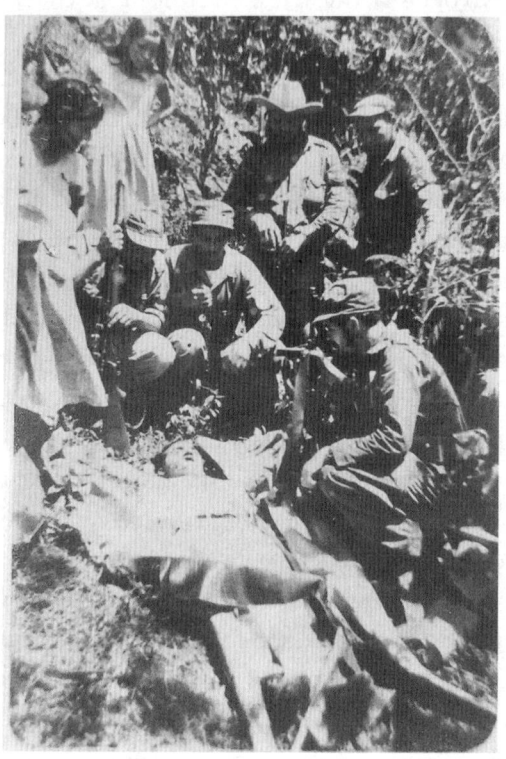

Otros individuos útiles son los ayudantes del médico; estos, en general, son jóvenes con alguna vocación y algunos conocimientos, con bastante fortaleza física, que no tienen armas, algunos porque su vocación es esa y la mayoría de las veces porque no hay suficiente número de ellas para todos los brazos que quieran empuñarlas. Estos ayudantes serán los encargados de llevar la mayoría de los medicamentos, alguna camilla o hamaca, de ser posible, dependiendo esto de las circunstancias; tendrán que atender a los heridos en cualquier combate que se produzca.

Las medicinas necesarias deben obtenerse a través de contactos con organizaciones de sanidad que estén en la retaguardia del enemigo, aún cuando en algunos casos se pueden conseguir, incluso de la organización de la Cruz Roja Internacional, pero no se debe contar con esta posibilidad, y menos en los primeros momentos de lucha. Hay que organizar un aparato que permita traer rápidamente el medicamento necesario en caso de peligro e ir abasteciendo a todos los hospitales de lo necesario para su trabajo, tanto militar como civil. Además, deben hacerse contactos con médicos de las localidades cercanas, capaces de intervenir algunos heridos que no estén al alcance de la capacidad o de los medios con que cuenta el de la guerrilla.

Los médicos necesarios para este tipo de guerra son de varias características; el médico combatiente, el compañero de sus hombres, es el tipo de primer momento y sus funciones van finalizando a medida que se va complejizando la acción de la guerrilla y se van estructurando una serie de organismos anexos. Los cirujanos generales, son la mejor adquisición para un ejército de estas características. Si se contara con un anestesista sería mejor, aun cuando casi todas las operaciones sean realizadas más que con anestesia gasificada con la base de «largactil» y pentotal sódico, mucho más fáciles de administrar y también de conseguir y conservar. Además de los cirujanos generales, son muy útiles los ortopédicos, pues hay cantidad de fracturas provocadas por accidentes en la zona y, también, muy frecuentemente, por balas en los miembros, que producen este tipo de herida. El clínico cumple su función dentro de la masa campesina, pues en general las enfermedades de los ejércitos guerrilleros son de muy fácil diagnóstico, al alcance de cualquiera, y lo más difícil es la corrección de las mismas que se producen por carencias nutricionales.

En una etapa mucho más avanzada puede incluso haber laboratoristas, si hubiera buenos hospitales, para hacer ya una tarea completa. Se deben hacer llamados a todos los sectores profesionales cuyos servicios se necesiten, y es muy fácil que respondan a este llamado y vengan a prestar su concurso. Se necesitan profesionales de todas clases, los cirujanos son muy útiles y los dentistas también. Debe llamarse a los dentistas explicando que se incorporen con aparatos de campaña sencillos y un torno, también de campaña, con el que pueden trabajar y hacer prácticamente todos los arreglos necesarios (pp. 74-77).

CHE DIRIGENTE

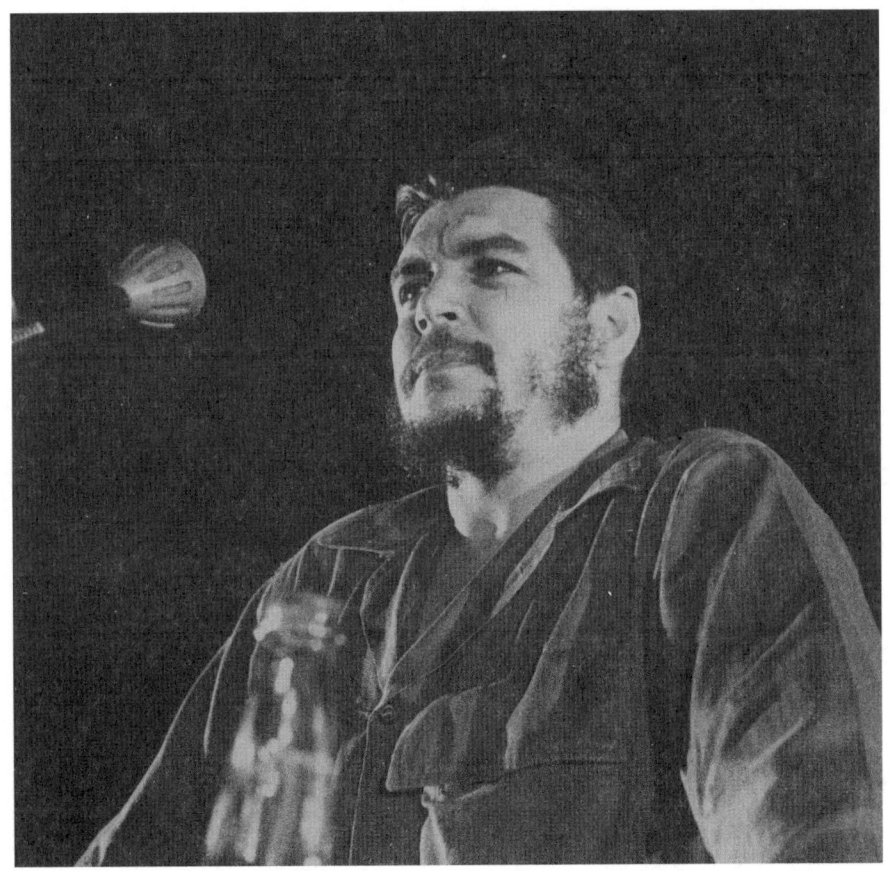

Discurso en el acto de recordación a los Estudiantes de Medicina celebrado en la escalinata de la Universidad de La Habana, el 27 de noviembre de 1961.

En el Colegio Médico

Discurso pronunciado en un acto en su honor, organizado por el Colegio Médico, el 16 de enero de 1959.

La verdad es que no traigo ningún discurso escondido, como el que se aparece con el discursito bajo el brazo, declinando el inmerecido honor de ser designado para hablar por no estar preparado. Yo vine aquí a cumplir con mis deberes un poco olvidado de médico, a presentar mis saludos nada más.

Sinceramente estoy un poco desacostumbrado, mejor dicho, estoy totalmente desacostumbrado a ocupar la presidencia o el estrado de una reunión de profesionales y creo que si hubiera seguido mi vida por los cauces de la ciencia nunca hubiera llegado aquí. Esto prueba que todavía los espadones tienen su beligerancia en América, ya que he podido rápidamente llegar aquí a este estrado y decir algunas palabras.

Considero, ya para decir algo, que no hay que maravillarse de ninguna manera que un extranjero venga a luchar por Cuba, porque precisamente en Cuba vivió Martí, y habló y enseñó Martí, cuya aspiración máxima era hacer de toda América una sola. Yo les confieso que nunca me sentí extranjero, ni en Cuba ni en cualquiera de todos los países que he recorrido, he tenido una vida un poco aventurera.

Me he sentido guatemalteco en Guatemala, mexicano en México, peruano en Perú, como me siento hoy cubano en Cuba y naturalmente como me siento argentino aquí y en todos los lados, ese el estrato de mi personalidad, no puedo olvidar el mate y el asado. Lo único es que yo creo que, ya que estamos aquí, podemos hablar de algo más importante todavía, del aporte necesario de la clase médica a nuestra Revolución, no de lo que ya daba, lo que ya ha dado es reconocido por todo el mundo, quizás haya sido de todas las profesiones la que más aporte de sangre, más aporte de hombres ha dado a la Revolución, no recuerdo ninguna de nuestras columnas que no contara con los servicios de algún médico y a veces con más de un médico.

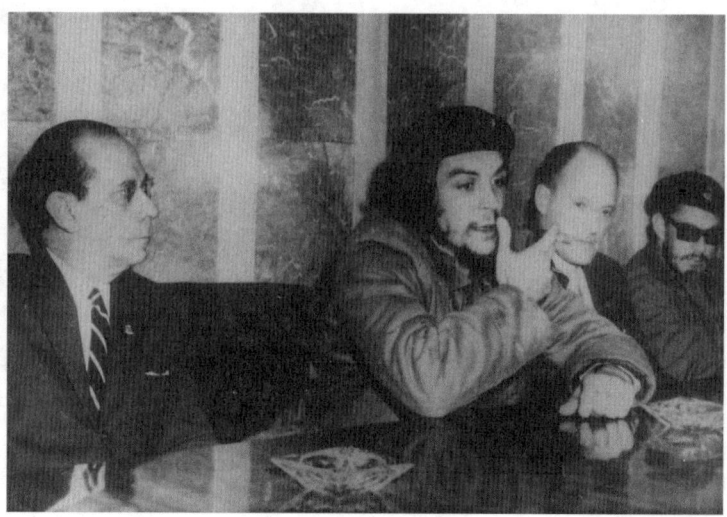

En el Colegio Médico.

Yo considero, como médico, que siempre me han preocupado las cuestiones sociales, que ahora llega el momento de hacer aportes sustanciales, para cambiar radicalmente los sistemas de salubridad imperantes en Cuba, como en todas las naciones.

En este andar que hacía, un poco curioso por todos los países de América, he visto que desgraciadamente una de las cosas que estaban más atrasadas era la sanidad y es nuestra experiencia de la Sierra Maestra, que no hay sanidad.

Muchos muchachos me decían a mí en México, que Cuba era algo diferente, que Cuba no era un país como México, donde realmente la sanidad fuera de la capital es cero; pero yo me he podido dar cuenta de que en muchos lados de Cuba también la sanidad es completamente desconocida.

La Sierra Maestra es un lugar de Cuba que parecía sacado de Cuba, venido de otro lado; después he visto que en las ciudades e incluso en las zonas agrícolas más ricas e incluso del campo tenían un panorama completamente diferente.

Yo creo que lo que hay que hacer ahora, en estos días de triunfo y de paz, es prepararse a luchar honestamente y ardientemente para que toda la sanidad cubana dé un paso adelante importante, para poder hacer todos los dispensarios y todos los servicios en esas zonas y también para modernizar muchos otros.

No hemos tenido oportunidad de pasar todavía por centros de investigaciones y por muchos servicios aquí en la capital, pero me doy cuenta que todavía hay mucho que hacer y me tomo el atrevimiento de iniciar la crítica aquí, justamente porque me considero cubano y creo que no solo tengo el derecho sino el deber de llamar la atención cada vez que encuentre que algo no está bien.

Yo creo que ahora es el momento de empezar a pensar seriamente, yo lo estaba comentando hace un momento con los compañeros, el doctor del Valle y el doctor Rodríguez, sobre los nuevos derroteros que tiene que tomar la medicina en Cuba, ya que hemos hecho una revolución que quizás sea absolutamente histórica y marque un nuevo paso, en el desarrollo de la lucha de los pueblos de América por su liberación, debemos completarlas también en todas las ramas y llevar valientemente a la medicina social y llegar hasta donde sea posible.

Desde ya, no voy a sentar pautas, nada más que dar ese toque de atención sobre el punto, porque no tengo ninguna preparación para ello y además, me toca ahora también pedir disculpas por meterme en camisa de once varas y hablar de cosas que no debía tocar. En todo caso yo aquí debía de hablar de temas de guerrillas, que sí los conozco bien porque los he aprendido y no de temas médicos, pero como he sido invitado por el Colegio Médico y se me dio la oportunidad de decir estas palabras, quería llamar la atención de todos los compañeros sobre este particular.

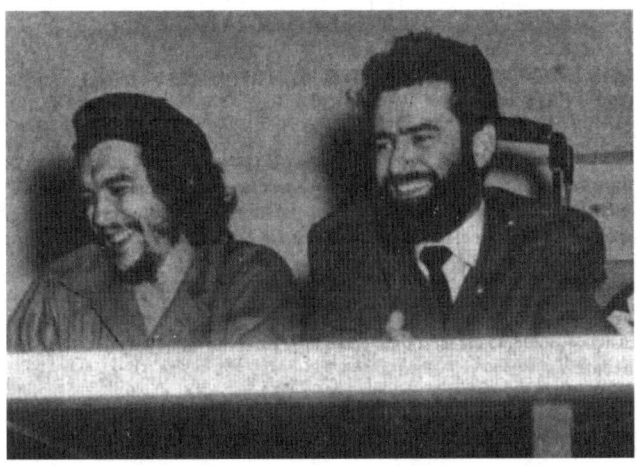

En el Colegio Médico, junto a Oscar Fernández Mell.

El médico revolucionario

Discurso en la inauguración de un curso de adiestramiento en el Ministerio de Salud Pública, el 19 de agosto de 1960.

Compañeros:

Este acto sencillo, uno más entre los centenares de actos con que el pueblo cubano festeja día a día su libertad y el avance de todas sus leyes revolucionarias, el avance por el camino de la independencia total, es, sin embargo, interesante para mí.

Casi todo el mundo sabe que inicié mi carrera como médico, hace ya algunos años. Y cuando me inicié como médico, cuando empecé a estudiar medicina, la mayoría de los conceptos que hoy tengo como revolucionario estaban ausentes en el almacén de mis ideales. Quería triunfar, como quiere triunfar todo el mundo; soñaba con ser un investigador famoso, soñaba con trabajar infatigablemente para conseguir algo que podía estar, en definitiva, puesto a disposición de la humanidad, pero que en aquel momento era un triunfo personal. Era, como todos somos, un hijo del medio.

Después de recibido, por circunstancias especiales y quizás también por mi carácter, empecé a viajar por América y la conocí entera. Salvo Haití y Santo Domingo, todos los demás países de América han sido, en alguna manera, visitados por mí. Y por las condiciones en que viajé, primero como estudiante y después como médico, empecé a entrar en estrecho contacto con la miseria, con el hambre, con las enfermedades, con la incapacidad de curar a un hijo por la falta de medios, con el embrutecimiento que provocan el hambre y el castigo continuo, hasta hacer que para un padre perder un hijo sea un accidente sin importancia, como sucede muchas veces en las clases golpeadas de nuestra patria americana. Y empecé a ver que había cosas que, en aquel momento, me parecieron casi tan importantes como ser un investigador famoso o como hacer algún aporte sustancial a la ciencia médica: y era ayudar a esa gente.

Pero yo seguía siendo, como siempre lo seguimos siendo todos, hijo del medio y quería ayudar a esa gente con mi esfuerzo personal. Ya había viajado mucho —estaba, en aquellos momentos, en Guatemala, la Guatemala de Árbenz— y había empezado a hacer unas notas para normar la conducta del médico revolucionario. Empezaba a investigar qué cosa era lo que se necesitaba para ser un médico revolucionario.

Sin embargo, vino la agresión, la agresión que desataran la United Fruit, el Departamento de Estado, Foster Dulles —en realidad es lo mismo—, y el títere que habían puesto, que se llamaba Castillo Armas —¡se llamaba!—. La agresión tuvo éxito, dado que aquel pueblo todavía no había alcanzado el grado de madurez que tiene hoy el pueblo cubano, y un buen día, como tantos, tomé el camino del exilio, o por lo menos tomé el camino de la fuga de Guatemala, ya que no era esa mi patria.

Entonces, me di cuenta de una cosa fundamental: para ser médico revolucionario o para ser revolucionario, lo primero que hay que tener es revolución. De nada sirve el esfuerzo aislado, el esfuerzo individual, la pureza de ideales, el afán de sacrificar toda una vida al más noble de los ideales, si ese esfuerzo se hace solo, solitario en algún rincón de América, luchando contra los gobiernos adversos y las condiciones sociales que no permiten avanzar. Para hacer revolución se necesita esto que hay en Cuba: que todo un pueblo se movilice y que aprenda, con el uso de las armas y el ejercicio de la unidad combatiente, lo que vale un arma y lo que vale la unidad del pueblo.

Y entonces ya estamos situados, sí, en el núcleo del problema que hoy tenemos por delante. Ya entonces tenemos el derecho y hasta el deber de ser, por sobre todas las cosas, un médico revolucionario, es decir, un hombre que utiliza los conocimientos técnicos de su profesión al servicio de la Revolución y del pueblo. Y entonces se vuelven a plantear los interrogantes anteriores. ¿Cómo hacer, efectivamente, un trabajo de bienestar social, cómo hacer para compaginar el esfuerzo individual con las necesidades de la sociedad?

Y hay que hacer, nuevamente, un recuento de la vida de cada uno de nosotros, de lo que se hizo y se pensó como médico o en cualquier otra función de la salud pública, antes de la Revolución. Y hacerlo con profundo afán crítico, para llegar entonces a la conclusión de que casi todo lo que pensábamos y sentíamos, en aquella época ya pasada, debe archivarse y debe crearse un nuevo tipo humano. Y si cada uno es el arquitecto propio de ese nuevo tipo humano, mucho mas fácil será para todos el crearlo y el que sea el exponente de la nueva Cuba. Es bueno que a ustedes, los presentes, los habitantes de La Habana, se les recalque esta idea: la de que en Cuba se está creando un nuevo tipo humano, que no se puede apreciar exactamente en la capital, pero que se ve en cada rincón del país. Los que de ustedes hayan ido el 26 de Julio a la Sierra Maestra, habrán visto dos cosas absolutamente desconocidas: un ejército con el pico y la pala, un ejército que tiene por orgullo máximo desfilar en las fiestas patrióticas en la provincia de Oriente, con su pico y su pala en ristre, mientras los compañeros milicianos desfilan con sus fusiles. Pero habrán visto también algo aún más importante, habrán visto unos niños cuya constitución física haría pensar que tienen 8 o 9 años, y que, sin embargo, casi todos ellos cuentan con 13 o 14 años. Son los más auténticos hijos de la Sierra Maestra, los más auténticos hijos del hambre y de la miseria en todas sus formas; son las criaturas de la desnutrición.

En esta pequeña Cuba, de cuatro o cinco canales de televisión y de centenares de canales de radio, con todos los adelantos de la ciencia moderna, cuando esos niños llegaron de noche por primera vez a la escuela y vieron los focos de la luz eléctrica, exclamaron que las estrellas estaban muy bajas esa noche. Y esos niños, que algunos de ustedes habrán visto, están aprendiendo en las escuelas colectivas, desde las primeras letras hasta un oficio, hasta la dificilísima ciencia de ser revolucionarios. Esos son los nuevos tipos humanos que están naciendo en Cuba. Están naciendo en un lugar aislado, en puntos distantes de la Sierra Maestra, y también en las cooperativas y en los centros de trabajo. Y todo eso tiene mucho que ver con el tema de nuestra charla de hoy, con la integración del médico o de cualquier otro trabajador de la medicina, dentro del movimiento revolucionario, porque esa tarea, la tarea de educar y alimentar a los niños, la tarea de educar al ejército, la tarea de repartir las tierras de sus antiguos amos absentistas, hacia quienes sudaban todos los días, sobre esa misma tierra, sin recoger su fruto, es la más grande obra de medicina social que se ha hecho en Cuba.

El principio en que debe basarse el atacar las enfermedades, es crear un cuerpo robusto; pero no crear un cuerpo robusto con el trabajo artístico de un médico sobre un organismo débil, sino crear un cuerpo robusto con el trabajo de toda la colectividad, sobre toda esa colectividad social.

Y la medicina tendrá que convertirse un día, entonces, en una ciencia que sirva para prevenir las enfermedades, que sirva para orientar a todo el público hacia sus deberes médicos, y que solamente deba intervenir en casos de extrema urgencia, para realizar alguna intervención quirúrgica, o algo que escape a las características de esa nueva sociedad que estamos creando. El trabajo que está encomendado hoy al Ministerio de Salubridad, a todos los organismos de ese tipo, es el organizar la salud pública de tal manera que sirva para dar asistencia al mayor número posible de personas, y sirva para prevenir todo lo previsible en cuanto a enfermedades, y para orientar al pueblo. Pero para esa tarea de organización, como para todas las tareas revolucionarias, se necesita, fundamentalmente, el individuo. La Revolución no es, como pretenden algunos, una estandarizadora de la voluntad colectiva, de la iniciativa colectiva, sino todo lo contrario, es una liberadora de la capacidad individual del hombre.

Lo que sí es la Revolución, es al mismo tiempo, orientadora de esa capacidad. Y nuestra tarea de hoy es orientar la capacidad creadora de todos los profesionales de la medicina hacia las tareas de la medicina social. Estamos en el final de una era, y no aquí en Cuba. Por más que se diga lo contrario, y que algunos esperanzados lo piensen, las formas del capitalismo que hemos conocido, y en las cuales nos hemos creado, y bajo las cuales, hemos sufrido, están siendo derrotadas en todo el mundo.

Los monopolios están en derrota; la ciencia colectiva se anota, día a día, nuevos y más importantes triunfos. Y nosotros hemos tenido, en América, el orgullo y el sacrificado deber de ser la vanguardia de un movimiento de liberación que se ha iniciado hace tiempo en los otros continentes sometidos del África y del Asia. Y ese cambio social tan profundo demanda, también, cambios muy profundos en la contextura mental de las gentes.

El individualismo como tal, como acción única de una persona colocada sola en un medio social, debe desaparecer en Cuba. El individualismo debe ser, en el día de mañana, el aprovechamiento cabal de todo el individuo en beneficio absoluto de una colectividad. Pero aun cuando esto se entienda hoy, aun cuando se comprendan estas cosas que estoy diciendo, y aun cuando todo el mundo esté dispuesto a pensar un poco en el presente, en el pasado y en lo que debe ser el futuro, para cambiar de manera de pensar hay que sufrir profundos cambios interiores, y asistir a profundos cambios exteriores, sobre todo sociales.

Y esos cambios exteriores se están dando en Cuba todos los días. Una forma de aprender a conocer esta Revolución, de aprender a conocer las fuerzas que tiene el pueblo guardadas en sí, que tanto tiempo han estado dormidas, es visitar toda Cuba; visitar las cooperativas y todos los centros de trabajo que se están creando.

Y una forma de llegar hasta la parte medular de la cuestión médica, es no solo conocer, no solo visitar a las gentes que forman esas cooperativas y esos centros de trabajo sino también averiguar allí cuáles son las enfermedades que tienen, cuáles son todos sus padecimientos, cuáles han sido sus miserias durante años y, hereditariamente, durante siglos de represión y de sumisión total.

El médico, el trabajador médico, debe ir entonces al centro de su nuevo trabajo, que es el hombre dentro de la masa, el hombre dentro de la colectividad. Siempre, pase lo que pase en el mundo, el médico, por estar tan cerca del paciente, por conocer tanto de lo más profundo de su psiquis, por ser la representación de quien se acerca al dolor y lo mitiga, tiene una labor muy importante, de mucha responsabilidad en el trato social. Hace un tiempo, pocos meses, sucedió aquí en La Habana, que un grupo de estudiantes ya recibidos, de médicos recién recibidos, no querían ir al campo, exigían ciertas retribuciones para ir. Y desde el punto de vista del pasado es lo más lógico que así ocurra; por lo menos, me parece a mí, que lo entiendo perfectamente.

Simplemente me parece estar frente al recuerdo de lo que era y de lo que pensaba, hace unos cuantos años. Es otra vez el gladiador que se revela, el luchador solitario que quiere asegurar un mejor porvenir, unas mejores condiciones, y hace valer entonces la necesidad que se tiene de él. ¿Pero qué ocurriría si en vez de ser estos nuevos muchachos, cuyas familias, pudieron pagarles en su mayoría unos cuantos años de estudio, los que acabaran sus carreras, iniciaran ahora el ejercicio de su profesión? ¿Qué sucedería si en vez de ellos fueran 200 o 300 campesinos los que hubieran surgido, digamos por arte de magia, de las aulas universitarias?

Hubiera sucedido, simplemente, que esos campesinos hubieran corrido, inmediatamente, y con todo entusiasmo, a socorrer a sus hermanos; que hubieran pedido los puestos de más responsabilidad y de más trabajo, para demostrar así que los años de estudio que se les dio no fueron dados en vano. Hubiera sucedido lo que sucederá dentro de seis o siete años, cuando los nuevos estudiantes, hijos de la clase obrera y de la clase campesina, reciban sus títulos de profesional de cualquier tipo.

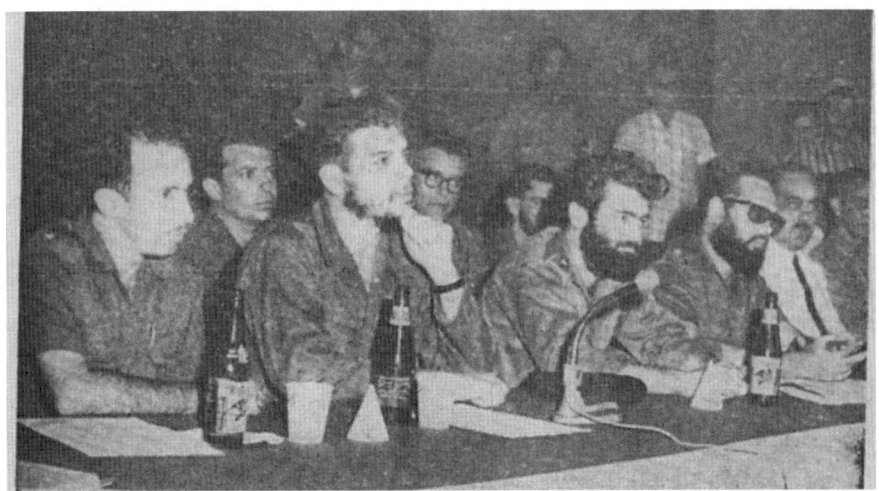

Instantánea del discurso.

Pero no debemos mirar con fatalismo el futuro, y dividir al hombre en hijos de la clase obrera o campesina y contrarrevolucionarios, porque es simplista y porque no es cierto, y porque no hay nada que eduque más a un hombre honrado que el vivir dentro de una revolución.

Porque ninguno de nosotros, ninguno del grupo primero que llegó en el *Granma*, que se asentó en la Sierra Maestra, y que aprendió a respetar al campesino y al obrero conviviendo con él, tuvo un pasado de obrero o de campesino. Naturalmente que hubo quien tenía que trabajar, que había conocido ciertas necesidades en su infancia; pero el hambre, eso que se llama hambre de verdad, eso no lo había conocido ninguno de nosotros, y empezó a conocerlo, transitoriamente, durante los dos largos años de la Sierra Maestra. Y entonces, muchas cosas se hicieron muy claras.

Nosotros, que al principio castigábamos duramente a quien tocaba aunque fuera un huevo de algún campesino rico, o incluso de algún terrateniente, llevamos un día 10 000 reses a la Sierra, y les dijimos a los campesinos, simplemente: «Come». Y los campesinos, por primera vez en años y años, y algunos por primera vez en su vida, comieron carne de res.

Y el respeto que teníamos por la sacrosanta propiedad de esas 10 000 reses, se perdió en el curso de la lucha armada, y comprendimos perfectamente que vale, pero millones de veces más, la vida de un solo ser humano, que todas las propiedades del hombre más rico de la tierra. Y lo aprendimos nosotros, lo aprendimos nosotros, allí, nosotros, que no éramos hijos de la clase obrera ni de la clase campesina. ¿Y por qué nosotros vamos a decir ahora a los cuatro vientos, que éramos los privilegiados, y que el resto de las personas en Cuba no pueden aprenderlo también? Sí pueden aprenderlo, pero, además, la Revolución hoy exige que se aprenda, exige que se comprenda bien que mucho más importante que una retribución buena, es el orgullo de servir al prójimo, que mucho más definitivo, mucho más perenne que todo el oro que se pueda acumular, es la gratitud de un pueblo. Y cada médico, en el círculo de su acción, puede y debe acumular ese preciado tesoro, que es la gratitud del pueblo.

Debemos, entonces, empezar a borrar nuestros viejos conceptos, y empezar a acercarnos cada vez más, y cada vez más críticamente al pueblo. No como nos acercábamos antes, porque todos ustedes dirán: «No. Yo soy amigo del pueblo. A mí me gusta mucho conversar con los obreros y los campesinos, y voy los domingos a tal lado a ver tal cosa». Todo el mundo lo ha hecho. Pero lo ha hecho practicando la caridad, y lo que nosotros tenemos que practicar hoy, es la solidaridad. No debemos acercarnos al pueblo a decir: «Aquí estamos. Venimos a darte la caridad de nuestra presencia, a enseñarte con nuestra ciencia, a demostrarte tus errores, tu incultura, tu falta de conocimientos elementales». Debemos ir con afán investigativo, y con espíritu humilde, a aprender en la gran fuente de sabiduría que es el pueblo.

Muchas veces nos daremos cuenta de lo equivocados que estábamos en conceptos que de tan sabidos, eran parte nuestra y automática de nuestros conocimientos. Muchas veces debemos cambiar todos nuestros conceptos, no solamente los conceptos sociales o filosóficos, sino también a veces los conceptos médicos. Y veremos que no siempre las enfermedades se tratan como se trata una enfermedad en un hospital, en una gran ciudad; veremos, entonces, cómo el médico tiene que ser también agricultor, y cómo aprender a sembrar nuevos alimentos, y sembrar con su ejemplo, el afán de consumir nuevos alimentos, de diversificar esta estructura alimenticia cubana, tan pequeña, tan pobre, en uno de los países agrícolamente, potencialmente también, más ricos de la tierra. Veremos, entonces, cómo tendremos que ser, en esas circunstancias, un poco pedagogos, a veces mucho pedagogos; cómo tendremos que ser políticos también; cómo lo primero que tendremos que hacer no es ir a brindar nuestra sabiduría, sino ir a demostrar que vamos a aprender con el pueblo, que vamos a realizar esa gran y bella experiencia común, que es construir una nueva Cuba.

Ya se han dado muchos pasos, y hay una distancia que no se puede medir en la forma convencional, entre aquel 1ro. de enero de 1959 y hoy. Hace mucho que la mayoría del pueblo entendió que aquí no solamente había caído un dictador, sino entendió también, que había caído un sistema. Viene entonces, ahora, la parte en que el pueblo debe aprender, que sobre las ruinas de un sistema desmoronado, hay que construir el nuevo sistema que haga la felicidad absoluta del pueblo.

Yo recuerdo en los primeros meses del año pasado que el compañero [Nicolás] Guillén llegaba de la Argentina. Era el mismo gran poeta que es hoy; quizás sus libros fueran traducidos a algún idioma menos, porque todos los días gana nuevos lectores en todas las lenguas del mundo, pero era el mismo de hoy. Sin embargo, era difícil para Guillén leer sus poesías, que eran la poesía del pueblo, porque aquella era la primera época, la época de los prejuicios. Y nadie se ponía a pensar nunca que durante años y años, con insobornable dedicación, el poeta Guillén había puesto al servicio del pueblo y al servicio de la causa en la que él creía, todo su extraordinario don artístico. La gente veía en él, no la gloria de Cuba, sino el representante de un partido político que era tabú. Pero todo aquello ha quedado en el olvido; ya hemos aprendido que no puede haber divisiones, por la forma de pensar en cuanto a ciertas estructuras internas de nuestro país, si nuestro enemigo es común, si nuestra meta es común. Y en lo que hay que ponerse de acuerdo es si tenemos o no un enemigo común, y si tratamos de alcanzar o no una meta común.

Si no, todos los sabemos. Hemos llegado definitivamente al convencimiento de que hay un enemigo común. Nadie mira para un costado, para ver si hay alguien que lo pueda oír, algún otro, algún escucha de embajada que pueda transmitir su opinión antes de emitir claramente una opinión contra los monopolios, antes de decir claramente: «Nuestro enemigo, y el enemigo de América entera, es el gobierno monopolista de los Estados Unidos de América». Si ya todo el mundo sabe que ese es el enemigo y ya empieza por saberse que quien lucha contra ese enemigo tiene algo de común con nosotros, viene entonces la segunda parte. Para aquí para Cuba, ¿cuáles son nuestras metas? ¿Qué es lo que queremos? ¿Queremos o no queremos la felicidad del pueblo? ¿Luchamos o no por la liberación económica absoluta de Cuba? ¿Luchamos o no, por ser un país libre entre los libres, sin pertenecer a ningún bloque guerrero, sin tener que consultar ante ninguna embajada de ningún grande de la tierra cualquier medida interna o externa que se vaya a tomar aquí? Si pensamos redistribuir la riqueza del que tiene demasiado para darle al que no tiene nada; si pensamos aquí hacer del trabajo creador una fuente dinámica, cotidiana, de todas nuestras alegrías, entonces ya tenemos metas a que referirnos. Y todo el que tenga esas mismas metas es nuestro amigo. Si en el medio tiene otros conceptos, si pertenece a una u otra organización, esas son discusiones menores.

En los momentos de grandes peligros, en los momentos de grandes tensiones y de grandes creaciones, lo que cuenta son los grandes enemigos y las grandes metas. Si ya estamos de acuerdo, si ya todos sabemos hacia dónde vamos, y pese a aquel a quien le va a pesar, entonces tenemos que iniciar nuestro trabajo.

Y yo les decía, que hay que empezar, para ser revolucionario, por tener revolución. Ya la tenemos. Y hay que conocer también al pueblo sobre el cual se va a trabajar. Creo que todavía no nos conocemos bien, creo que en ese camino nos falta todavía andar un rato. Y si se me preguntara cuáles son los vehículos para conocer al pueblo, además del vehículo de ir al interior, de conocer cooperativas, de vivir en las cooperativas, de trabajar en ellas — no todo el mundo lo puede hacer, y hay muchos lugares donde la presencia de un trabajador de la medicina es importantísima— en esos casos les diría yo que una de las grandes manifestaciones de la solidaridad del pueblo de Cuba son las Milicias Revolucionarias. Milicias que dan ahora al médico una nueva función y lo preparan para lo que de todas maneras hasta hace pocos días fue una triste y casi fatal realidad de Cuba, es decir, que íbamos a ser presa —o, por lo menos, si no presa, víctimas— de un ataque armado de gran envergadura. Y debo advertir entonces que el médico, en esa función de miliciano y revolucionario, debe ser siempre un médico. No se debe cometer el error que cometimos nosotros en la Sierra. O quizás no fuera error, pero lo saben todos los compañeros médicos de aquella época: nos parecía un deshonor estar al pie de un herido o de un enfermo, y buscábamos cualquier forma posible de agarrar un fusil e ir a demostrar, en el frente de lucha, lo que uno sabía hacer. Ahora las condiciones son diferentes, y los nuevos ejércitos que se formen para defender al país deben ser ejércitos con una técnica distinta, y el médico tendrá su importancia enorme dentro de esa técnica del nuevo ejército; debe seguir siendo médico, que es una de las tareas más bellas que hay, y más importantes en la guerra. Y no solamente el médico, sino también los enfermeros, los laboratoristas, todos los que se dediquen a esta profesión tan humana. Pero debemos todos, aun sabiendo que el peligro está latente, y aun preparándonos para repeler la agresión, que todavía existe en el ambiente, debemos dejar de pensar en ello, porque si hacemos centro de nuestros afanes el prepararnos para la guerra, no podremos construir lo que queremos, no podremos dedicarnos al trabajo creador.

Todo trabajo, todo capital que se invierta en prepararse para una acción guerrera, es trabajo perdido, es dinero perdido. Desgraciadamente hay que hacerlo, porque hay otros que se preparan, pero es —y lo digo con toda mi honestidad y mi orgullo de soldado—, que el dinero que con más tristeza veo irse de las arcas del Banco Nacional, es el que va a pagar algún arma de destrucción.

Sin embargo, las Milicias tienen una función en la paz, las Milicias deben ser, en los centros poblados, el arma que unifique y haga conocer al pueblo. Debe practicarse, como ya me contaban los compañeros que se practica en las Milicias de los médicos, una solidaridad extrema. Se debe ir inmediatamente a solucionar los problemas de los necesitados de toda Cuba en todos los momentos de peligro; pero también es una oportunidad de conocerse, es una oportunidad de convivir, hermanados e igualados por un uniforme, con los hombres de todas las clases sociales de Cuba.

Si logramos nosotros, trabajadores de la medicina —y permítaseme que use de nuevo un título que hacía tiempo había olvidado—, si usamos todos esta nueva arma de la solidaridad, si conocemos las metas, conocemos el enemigo, y conocemos el rumbo por donde tenemos que caminar, nos falta solamente conocer la parte diaria del camino a realizar. Y esa parte no se la puede enseñar nadie, esa parte es el camino propio de cada individuo, es lo que todos los días hará, lo que recogerá en su experiencia individual y lo que dará de sí en el ejercicio de su profesión, dedicado al bienestar del pueblo.

Si ya tenemos todos los elementos para marchar hacia el futuro, recordemos aquella frase de Martí, que en este momento yo no estoy practicando pero que hay que practicar constantemente: «La mejor manera de decir es hacer», y marchemos entonces hacia el futuro de Cuba.

A los estudiantes universitarios

Discurso en el acto de recordación a los Estudiantes de Medicina, el 27 de noviembre de 1961.

Queridos compañeros: Nos reunimos hoy en esta escalinata, que es como un símbolo de la Universidad, en esta escalinata de lucha y recuerdo, con el nuevo espíritu de las juventudes cubanas y con el viejo espíritu de decisión de este pueblo, para tener un minuto de recuerdo a los mártires inmolados hace 90 años en La Habana.

Hace tanto tiempo ya, que la figura de aquellos casi niños mártires se ve empalidecida. Su recuerdo ha quedado solo como el símbolo de la bestialidad, pero es bueno recordarlo para que el pueblo tenga presente siempre lo que le espera si por algún motivo de vacilación, por alguna catástrofe inimaginable volviera el poder colonial o el poder imperial a gobernar Cuba.

En aquel año hacía ya tres que se combatía por la libertad. Ya el pueblo conocía los nombres mil veces gloriosos de Antonio Maceo o de Máximo Gómez; ya en aquellos tiempos Martí había precedido a los jóvenes estudiantes en el camino de la cárcel. Por todos lados la insurrección avanzaba y el pueblo de Cuba luchaba con ardor por su libertad.

Los Voluntarios, que fueron la primera versión de los «Tigres» de Masferrer, quizás corregida y aumentada, eran los dueños de La Habana y los dueños de todas las plazas fuertes donde el poder colonial podía estar seguro. Y en aquellos tiempos necesitaban ensañarse con alguien en la ciudad; necesitaban demostrar el poder de aniquilamiento que tenía la colonia española.

Y aquellos «bravos» Voluntarios, que asesinaban niños, que mataban negros cazándolos como fieras, buscaron estudiantes, todos ellos cubanos, muchos hijos de españoles, para demostrar su odio contra todo lo que era este país.

Todo el incidente comenzó porque un profesor faltó a sus clases y algunos muchachos empezaron a jugar arriba del carro fúnebre que llevaba algunos cadáveres al necrocomio. Eso sucede y ha sucedido entre estudiantes y entre estudiantes de medicina desde que se levantó el velo de la religión y empezaron los estudiantes a trabajar directamente con cadáveres humanos. La juventud no se doblega ante la muerte y juega con ella; es irrespetuoso, es cierto, pero todos ustedes, los que hayan iniciado la carrera de medicina, conocen que eso es así.

Parece que uno de los estudiantes, al pasar, arrancó una flor del cementerio. Esos fueron los delitos cometidos tres o cuatro días antes del 27 de noviembre de aquel año.

El día 26 se presentó un capitán español, y ante la presencia del profesor llevó presos a todos los alumnos; a todos menos a uno, menos a uno que se llamaba Smith y era norteamericano, porque ya desde aquella época los norteamericanos sabían mandar en los territorios poblados por gente «inferior». Después se liberó a otro, porque era peninsular y Voluntario. Todos los demás fueron a parar a la «jaula», como se llamaba la cárcel, el calabozo.

Apenas en un día y medio se perpetró todo el horror jurídico de aquella farsa y fueron condenados dos veces los estudiantes. La primera vez, condenados por profanar una tumba, la tumba de un «ilustre Voluntario luchador contra la insurrección», pero que además de todo eso constituía una acusación falsa. Por esta acusación, el código de aquella época condenaba a unos cuantos días de cárcel y unos cuantos días de multa. A pesar de todo, el primer tribunal condenó a los estudiantes a esa pequeña pena, pero los Voluntarios —es decir, los Tigres— exigieron más. Se amotinaron; hubo motines de las bestias pidiendo sangre humana.

Y no solamente se cobró en esos días la sangre de los estudiantes fusilados. Como noticia intrascendente que aún durante nuestros días queda bastante relegada, porque no tenía importancia para nadie, figura en las actas el hallazgo de cinco cadáveres de negros muertos a bayonetazos y tiros. Pero de que había fuerza ya en el pueblo, de que ya no se podía matar impunemente, dan testimonio el que también hubiera algunos heridos por parte de la canalla española de esa época.

Los Voluntarios exigieron más y se hizo un nuevo juicio. Y en este nuevo juicio hubo cinco condenados a muerte. Uno, el muchacho que había recogido la flor y que lo confesó; cuatro más que habían subido al vagón de los cadáveres. Pero el pacto secreto era de ocho, y entonces tres estudiantes más fueron sorteados, y así se hizo el número de ocho.

Yo les voy a leer un párrafo de un folleto donde [Fermín]Valdés Domínguez, el gran amigo de Martí, al que le tocaron seis años de cárcel en este mismo juicio, escribiera después:

> Véase ahora cómo el Consejo designó a los que debían sufrir las penas. En primer lugar, ocho debían fusilarse. Alonso Álvarez de la Campa mereció primeramente la sentencia: había cogido una flor en el cementerio, lo había confesado así; Anacleto Bermúdez, José de Marcos Medina, Ángel Laborde y Pascual Rodríguez siguieron en el decreto de los jueces a Álvarez de la Campa: habían jugado en el carro, lo habían declarado así, se habían ratificado en su declaración.
>
> Pero faltaban tres. Se sortearon y el azar respondió a aquella acusación espantosa con los nombres de Carlos Augusto de la Torre, Carlos Verdugo, y Eladio González. La suerte señaló el nombre de Carlos Verdugo y el Consejo sabía no solo que no había estado en San Dionisio el día 23 —que es el día del cementerio, del episodio de los carros—, porque Verdugo lo había dicho así y todas las declaraciones lo decían, sino que había llegado de Matanzas, pocos minutos antes de prenderlos el día 25.
>
> ¿Habrá aún quien se atreva a afirmar que aquel Consejo fue legal? Yo no quiero tener nunca todo el valor que es necesario para tanto. Quedábamos aún 35, poco se discutió para fijar nuestras penas, 12 fuimos sentenciados a seis años de presidio, 19 a cuatro años, y los cuatro restantes —dos peninsulares y dos demasiado niños— a seis meses de encierro menor.

Este fue el resultado final del juicio en que se pedía sangre de cubanos, y esa es la significación que tenían estos ocho compañeros estudiantes, ser sangre de cubanos inmolada para demostrar el poderío español, el poderío de la metrópoli española, el poderío de la colonia, el poderío de la raza superior sobre las razas aborígenes o menos puras por la mezcla o por el clima quizás.

Y aquellos jóvenes no eran culpables de nada, no se les puede llamar exactamente héroes, sino, más bien, mártires. Eran estudiantes acomodados, porque en aquella época los estudiantes tenían que ser de familias acomodadas; sus padres eran españoles. El padre de Álvarez de la Campa había sido Voluntario, y hasta pocos días antes estaba en las filas del ejército, luchando contra la rebelión que iba tomando más fuerza cada día. El único delito era el de ser cubano.

Es cierto que allá en la Universidad empezaba a apuntar el germen de la rebeldía; es cierto que Martí había sido apresado por mantener ya las ideas que luego lo llevarán a conducir a nuestro país a su lucha final contra los enemigos y que lo llevaran a Dos Ríos, pero no había una resistencia organizada en La Habana, la resistencia del interior, de los campesinos, de las fuerzas rebeldes que estaban en las montañas y los llanos, dando batallas al español.

¿Tenían razón o no desde su punto de vista para hacerlo? Yo creo que sí, que desde su manera de pensar, desde su raciocinio de las bestias acostumbrados a despreciar la vida humana, tenían razón; había que matar en germen a aquellos que estaban naciendo. Apuntaron mal, pero si hubieran muerto a Martí, por ejemplo, ¡qué enorme daño se hubiera hecho a la Revolución en años posteriores! y nadie lo hubiera sabido. Y quizás allí fusilaron a algún Martí en ciernes, fusilaron a algún patriota; de todas maneras, aniquilaron «cachorros de bandidos», y tenían razón, porque eran muy jóvenes los hombres que en ese momento estaban luchando contra el poderío español, y tenían razón, porque los niños de 15 años, cuando hay de por medio una revolución, no son niños, ¡sino que son soldados de la Patria! Tenían razón, porque el jefe de los Jóvenes Rebeldes, el compañero comandante Joel Iglesias, cuando ingresó en nuestro Ejército Rebelde, pocos días antes del combate de Uvero, tenía apenas 15 años, y porque 15 años es una edad donde ya el hombre sabe por qué va a dar la vida, y no tiene miedo de darla cuando tiene naturalmente dentro de su pecho, un ideal que lo lleva a inmolarse. Por eso tenían razón, por eso tuvo razón Weyler y tuvieron razón todos los que trataron de aniquilar a la Revolución, y aniquilarla, no en la persona sola de sus combatientes, sino en todo el pueblo.

Por eso ellos tienen razón cada vez que desatan un ataque brutal contra el pueblo, ya sea, aquí, en la época de España; ya fuera, aquí, en época de Batista, ya fueran las hordas nazis, ya sean los colonialismos de cualquier tipo, el imperialismo en Puerto Rico; siempre tienen sus razones para tratar de aniquilar al pueblo, solamente que el pueblo también tiene razones poderosas y el pueblo aprende con los golpes, porque el imperialismo es una gran maestro en el fondo, y el pueblo va aprendiendo día a día a defenderse, va haciéndose más duro, más resistente, más decidido, aprende que no es tan imponente el tanque del esbirro ni la pistola del verdugo, que no son valientes los verdugos cuando enfrente hay gente armada dispuesta a defenderse. Aprende a matar también, y un día aprende a hacerlo tanto y tan bien ¡que toma el poder! Ese día llegó en Cuba, en una línea ascendente de las luchas populares que nació aún antes de este 27 de noviembre que hoy conmemoramos, que nació aún antes que la guerra del 68, con el mismo espíritu de libertad que estaba presente en nuestro pueblo cuando los negros cimarrones o los indios de la época de Hatuey se internaban en las montañas y preferían morir antes que ser esclavos.

Así, durante años y años, el pueblo fue aprendiendo la difícil profesión de ser libertadores de sí mismos. Casi aprendieron totalmente en los finales de la guerra de los 30 años, pero intervino el imperialismo norteamericano; no querían que se aprendiera del todo la lección, y durante 50 años, toda clase de abusos cayó una vez más sobre la República.

Hoy hemos tomado el poder, y es bueno que nos acordemos del porqué de cada uno de los acontecimientos históricos del pasado. La historia es una gran maestra. Es bueno que sepamos que nuestro presente no puede convertirse en un retorno al pasado, porque sería algo terrible para todos nosotros y para todas las generaciones que nos siguieran.

Es bueno que analicemos cada vez que se pueda qué significó el pasado para el pueblo, y es bueno que cada vez que estemos delante de cualquier tipo de dificultad transitoria echemos una mirada al pasado y comparemos no ya el pasado remoto, de la época del fusilamiento salvaje de los ocho estudiantes, el pasado de ahora, el que todos ustedes, jóvenes y aún niños, conocen, el pasado que acabó el 31 de diciembre de 1958 y que lo comparemos con el presente de hoy, con este que vivimos cada día, con este futuro que estamos construyendo con nuestro trabajo y al cual ustedes se preparan a darle el empujón final cuando hayan finalizado sus carreras y hayan ingresado como técnicos de cualquier tipo a cualquier rama de la producción o de la cultura.

Es bueno que piensen todos ustedes, los compañeros becados, en lo que podían esperar antes de que llegara la Revolución. Y es bueno que piense el pueblo, todo el pueblo, cada vez que haya una dificultad, en lo que había antes. Cada vez que una «cola sea larga», cada vez que falte un producto

—porque lo faltará, y lo seguirá faltando a pesar de todos nuestros esfuerzos—, cada vez que algo nos salga mal —porque nos seguirán saliendo cosas
mal, a pesar de la buena voluntad que pongamos—, es bueno que siempre
pensemos en el pasado. Y es bueno que siempre pensemos que cada dificultad que nosotros no sepamos vencer, que cada pequeña dificultad frente a
la cual lanzamos nuestro gesto de disgusto, es una pequeñísima brecha que
se abre en nuestro compacto frente, es bueno que pensemos que aun cuando
esa brecha insignificante no ofrece el más mínimo peligro, si todos se juntan
la brecha se agranda y por allí penetre el enemigo. Y es bueno que recordemos que para construir nuestro futuro debemos estar siempre todos juntos,
que para golpear al enemigo hay que golpearlo todos juntos, con la fuerza
entera de nuestro pueblo, y así derrotarlo cuantas veces levante la cabeza.

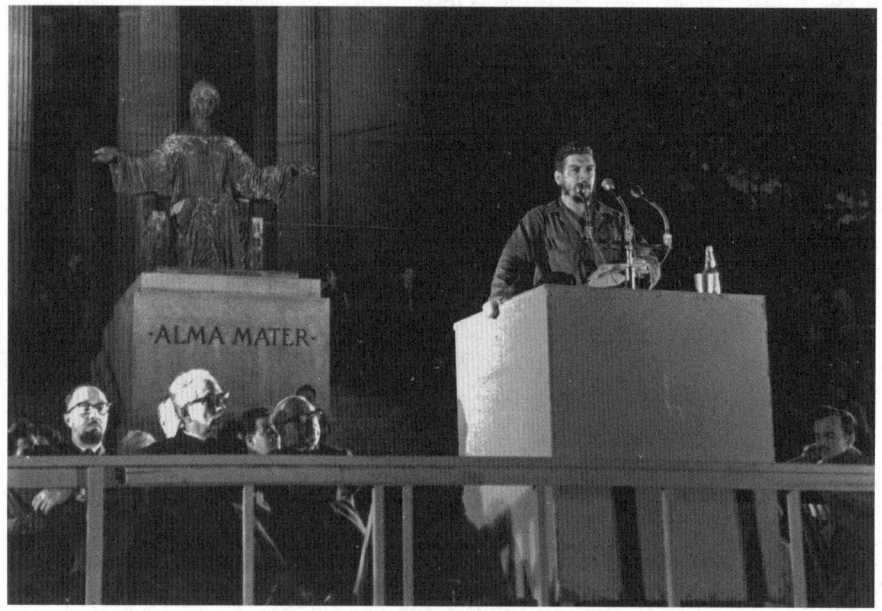

En el acto celebrado en la escalinata de la Universidad de La Habana,
el 27 de noviembre de 1961.

Pero es bueno que recordemos hoy también cuáles son nuestros deberes.
Y ustedes, compañeros, hoy no tienen nada más que un deber: el deber de
estudiar. Con ese deber están pagando todas las deudas que puedan con-
traer con la sociedad, con esta sociedad presente, y con todos los héroes que

se inmolaron para hacer posible esta sociedad presente; están pagando la deuda contraída por todos nosotros con aquellos pobres estudiantes que fueron a la muerte sin saber bien por qué, con los grandes héroes que forjaron nuestra nacionalidad durante una treintena de luchas incesantes, con los héroes estudiantiles de esta época presente, desde Mella y Trejo, pasando por Echeverría, por Frank País y por la multitud de jóvenes que ofrendaron su vida en los últimos años de lucha. Lo han hecho para dignificar esta escalinata, para dignificar esta y todas las universidades de Cuba, y para hacer posible, precisamente, que se abrieran sus puertas a todo el mundo, que se abrieran sus puertas, como hoy se abren, al campesino y al obrero, al blanco o al negro, sin discriminación, a todo aquel que quiera estudiar para perfeccionarse y quiera perfeccionarse, no para medrar con sus conocimientos nuevos, sino para ponerlos al servicio de la sociedad, para saldar esa pequeña deuda que cada uno de nosotros tenemos con la sociedad que nos cría, que nos viste, y que nos educa. Ese es el único deber. Y ustedes honran así a todos los compañeros que todavía tendremos que caer en estas luchas, estudiando cada día más, perfeccionándose cada día más, pensando también en cada momento de debilidad que están esperando por ustedes las fábricas y las escuelas, los talleres de arte, las universidades, que toda Cuba espera por ustedes, que no se puede perder un minuto, porque todos estamos caminando hacia el futuro, y el futuro necesita de técnica, necesita de cultura, necesita de alta conciencia revolucionaria. En una de las múltiples veces en que José Martí se refiriera al triste episodio de los estudiantes asesinados, escribió unas palabras que pueden ser como el broche de este nuevo día de recuerdo de este 90 aniversario del fusilamiento de nuestros compañeros. Dijo Martí una cosa muy simple y muy bella, como todas las cosas que sabía decir:

> Nosotros amamos más cada día a nuestros hermanos que murieron. Nosotros no deseamos paz a sus restos, porque ellos viven en las agitaciones excelsas de la gloria. Nosotros vertemos hoy una lágrima más a su recuerdo, y nos inspiramos para llorarlos en su energía y en su valor. ¡Lloren con nosotros todos los que sientan, sufran con nosotros todos los que aman! ¡Póstrense de hinojos en la tierra, tiemblen de remordimiento, giman de pavor, todos los que en aquel tremendo día ayudaron a matar!

Y eso podemos decir hoy, que no deseamos paz a sus restos, que deseamos también que puedan vivir a nuestro lado el presente y que puedan fundirse con esta nueva Cuba, que avanza hacia el porvenir sin miedo a nadie ni a nada, dispuesta a trabajar cada día con más ahínco, dispuesta a perfeccionarse cada día con más ahínco, dispuesta a ser cada día más merecedora de eso que hoy somos para toda América: ¡su faro más alto, su esperanza más grandes, su ejemplo más perfecto!

MISIONES

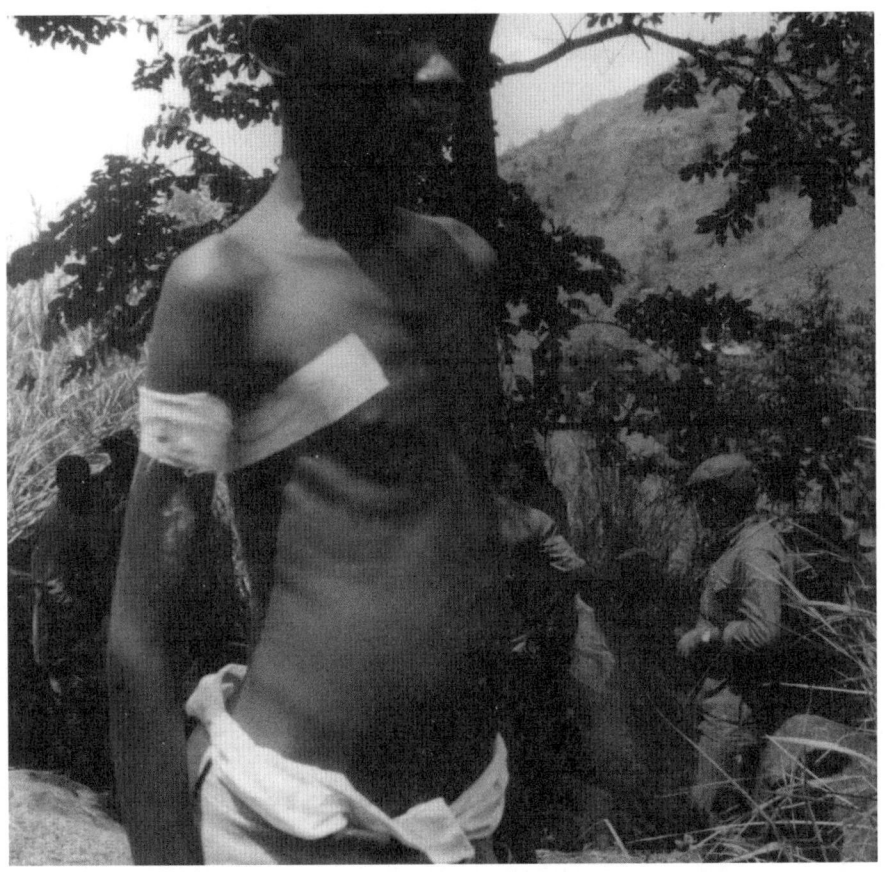

De visita en un campamento de heridos en el Congo.

Del Congo

Fragmentos tomados de *Pasajes de la guerra revolucionaria: Congo.*

«Nuestro país, solitario bastión socialista a las puertas del imperialismo yanqui, manda sus soldados a pelear y morir en tierra extranjera, en un continente lejano, y asume la plena y pública responsabilidad de sus actos; en este desafío, en esta clara toma de posición frente al gran problema de nuestra época, que es la lucha sin cuartel contra el imperialismo yanqui, está la significación heroica de nuestra participación en la lucha del Congo».

El teniente coronel Lambert, simpático, con aire festivo, me explicó cómo para ellos los aviones no tenían ninguna importancia porque poseían la dawa, medicamento que hace invulnerable a las balas.

A mí me han dado varias veces y las balas caen sin fuerza al suelo.

Lo explicó entre sonrisas y me sentí obligado a festejar el chiste en que veía una forma de demostrar la poca importancia que se le concedía al armamento enemigo. A poco me di cuenta de que la cosa iba en serio y que el protector mágico era una de las grandes armas de triunfo del ejército congolés.

Esta dawa hizo bastante daño para la preparación militar. El principio es el siguiente: un líquido donde están disueltos jugos de hierbas y otras materias mágicas se echa sobre el combatiente al que se le hacen algunos signos cabalísticos y, casi siempre, una mancha con carbón en la frente; está ahora protegido contra toda clase de armas del enemigo (aunque esto también depende del poder del brujo), pero no puede tocar ningún objeto que no le pertenezca, no puede tocar mujer y tampoco sentir miedo so pena de perder la protección. La solución a cualquier falla es muy sencilla; hombre muerto: hombre con miedo, hombre que robó o se acostó con alguna mujer; hombre herido: hombre con miedo. Como el miedo acompaña a las acciones de la guerra, los combatientes encontraban muy natural el achacarle la herida al temor, es decir, a la falta de fe. Y los muertos no hablan; se les puede cargar con las tres faltas.

La creencia es tan fuerte que nadie va a combate sin hacerse la dawa. Siempre temí que esa superstición se volviera contra nosotros y que nos echaran la culpa del fracaso de algún combate en que hubiera muchos muertos. Busqué varias veces la conversación con distintos responsables para tratar de ir haciendo una labor de convencimiento contra ella. Fue imposible; es reconocida como un artículo de fe. Los más evolucionados políticamente dicen que es una fuerza natural, material y que, como materialistas dialécticos, reconocen el poder de la dawa, cuyos secretos dominan los brujos de la selva (pp. 23 y 24).

En mi calidad de médico (epidemiólogo, lo que, con perdón de esa ilustre rama de la fauna de Esculapio, me daba derecho a no saber nada de medicina), trabajé unos días en el dispensario con Kumi, observando varios hechos alarmantes. En primer lugar, la cantidad de casos de enfermedades venéreas, provocadas, en una buena medida, por contagio en Kigoma. No me preocupaba en ese momento el estado sanitario de la población o de las prostitutas de Kigoma, pero sí el que fueran capaces de contagiar a tanta gente, resultado de las facilidades dadas a los combatientes para atravesar el lago. Se nos plantean también otras interrogantes: ¿quién pagaba a esas mujeres?, ¿con qué dinero?, ¿cómo se gastaban los fondos de la Revolución?

También desde los primeros días de nuestra estancia, tuvimos oportunidad de ver algunos casos de intoxicación alcohólica provocada por el famoso pombe. El pombe es un licor que se destila a partir de una chicha de harina de maíz y de yuca; esta tiene poco alcohol pero el destilado da efectos terribles. Presumiblemente no lo sea tanto por la producción alcohólica como por la cantidad de impureza que contenga, dados los métodos rudimentarios de fabricación. Había días en que el pombe inundaba aquel campamento dejando una secuela de riñas, intoxicaciones, distintas faltas a la disciplina, etc.

El dispensario empezaba a ser visitado por los campesinos de los alrededores que recibían a través de Radio Bemba la noticia de la presencia de médicos en la zona. Nuestra provisión de medicinas era pobre pero vino a salvarnos una partida de medicamentos soviéticos, aunque estas no eran enviadas con el criterio de atención a la población civil, como es natural, sino para satisfacer necesidades de un ejército en campaña. Y aun así no había un surtido completo.

Todavía nuestra moral se mantenía alta aunque ya comenzaban las murmuraciones entre los compañeros que veían pasar los días infructuosamente, y se cernía sobre nosotros el fantasma de las fiebres que, en una u otra forma nos atacó a casi todos, ya fuera paludismo o algún otro tipo de fiebre tropical. A menudo cedían con antipalúdicos, pero dejaban secuelas muy molestas de desgano general, falta de apetito, debilidad, que contribuían a desarrollar el incipiente pesimismo de la tropa.

Con el correr de los días se hacía más clara la imagen del caos organizativo; participé personalmente en el reparto de las medicinas soviéticas y aquello parecía un mercado gitano; cada uno de los representantes de los grupos en armas sacaba cifras, aducía hechos y razones para tener acceso a mayores cantidades de medicamentos. Varias veces tuve choques tratando de que no se llevaran algunas medicinas y equipos especializados que se perderían sin provecho en los frentes, pero todos querían tener de todo. Empezaron a barajarse sumas fabulosas de hombres: uno anunció 4 000, el otro tenía 2 000 y así sucesivamente. Eran inventadas (pp. 25 y 26).

La pasividad de los distintos frentes durante estos días era casi total, y si se atendían algunos heridos de balas, era de resultas de accidentes, ya que casi nadie tenía la más mínima idea de lo que era un arma de fuego y, jugando con ellas o por descuido, se disparaban.

(…) Kabila mandaba decir que tuviera mucha reserva con mi identidad, de manera que seguí en el incógnito, cumpliendo mis aparentes tareas de médico y traductor.

Resolvimos con Mitudidi que al día siguiente sería el traslado a la Base Superior, lo que se cumplió quedando abajo Moja, Nane y Taño, atacados por la fiebre, y el médico Kumi atendiendo el hospital. Yo era enviado como médico y traductor a la base. En ella había apenas 20 congoleses aburridos, solitarios y entumidos. Comenzó la lucha para tratar de romper aquella modorra; empezamos clases de swahili, dadas por el comisario político de la base, y de francés, a cargo de otro compañero que allí estaba. Además, comenzamos la construcción de albergues, ya que el clima era muy frío. Estábamos a 1 700 metros sobre el nivel del mar y 1 000 sobre el nivel del lago, y en esta zona los vientos alisios que vienen del océano Índico se condensan y las precipitaciones son casi constantes. Rápidamente nos dimos a la tarea de hacer algunas construcciones y comenzaron a florecer los fogones con que ahuyentábamos el frío nocturno (p. 27).

En los primeros días de mi estancia en la Base Superior rendí tributo al clima del Congo en forma de una fiebre bastante alta aunque no de muy larga duración. Nuestro médico, Kumi, me hizo la visita subiendo desde el lago pero lo envié de vuelta, ya que era necesario en el dispensario y me sentía mejor. A los tres o cuatro días, trajeron un herido de alguna escaramuza en Front de Forcé; el hombre llevaba seis días sin recibir atención médica, tenía un brazo fracturado del balazo y una abundante supuración. Me levanté para atenderlo bajo una llovizna fría y, quizás, eso provocó la recaída, ahora con fiebre muy alta y delirio, lo que hizo necesario el segundo viaje de Kumi a la base (que era para él como subir el Everest) y, según dicen los testigos presenciales, pues yo no estaba en condiciones de apreciar detalles, después de subir la alta y empinada montaña su estado parecía más grave que el del paciente (p. 28).

Para defenderme de los rigores del tiempo, me tiré en el suelo sobre un cuero de vaca, muy cerca del fuego; dormí bien pero fui presa inmediatamente de una de las fieras de la región, el «birulo», un piojo que vive sobre todo en la ropa, el cual campeaba por sus respetos en toda esa zona de relativo frío e higiene nula (p. 59).

Los campesinos se mostraron sumamente amables con nosotros, sintiéndome obligado a tal punto que retorné a mi vieja profesión de médico, simplificada por las circunstancias al extremo de inyecciones de penicilina contra la enfermedad tradicional, la gonorrea, y tabletas contra el paludismo (p. 63).

Consecuentes con nuestros principios, iniciamos un esbozo de acción social. El médico Hindi, llegado de la base, daba consultas a los campesinos del lugar y establecía un sistema de visitas rotativas en los poblados de las montañas. Entregué semillas de legumbre, que me habían llegado del lago, para que las sembraran y cultivaran, repartiéndonos luego el producto. Logramos una atmósfera distinta, comunicativa. Como los campesinos de cualquier lugar del mundo, estos eran receptivos hacia todo interés humano en ellos, agradecidos y con un gran espíritu de cooperación (pp. 66 y 67).

Hablamos largamente con los campesinos, pedí a Makungo un médico para algunos enfermos, ya que no llevábamos medicinas y les prometí que cada quince días pasarían los galenos haciendo recorridos habituales (p. 74).

En el vehículo viajaba un individuo con todas las trazas de una intoxicación alcohólica, vomitando espantosamente; me enteré al día siguiente que había muerto en el hospital, o mejor dicho en el receptáculo de Fizi, ya que en tal lugar no existían médicos ni asistencia de ningún tipo (p. 75).

Antes de salir me llevaron a dar una vuelta por Fizi y tuve oportunidad de examinar un herido proveniente de Kasengo. La bala le había atravesado el muslo, y la herida, sin tratar, estaba infectada, despidiendo un olor nauseabundo. Recomendé su envío inmediato a Kibamba —el herido llevaba 15 días en esas condiciones— para ser tratado por los médicos residentes allí, y sugerí que lo trasladaran inmediatamente a Baraka, aprovechando el viaje nuestro. Juzgaron más importante subir una nutrida escolta en el camión y dejar el herido en Fizi; no tuve más noticias de él pero me imagino que la haya pasado muy mal (p. 77).

Tuvimos una reunión con el presidente de uno de los poblados cercanos. Cada poblado pequeño tiene su kapita o jefe menor; y los mayores, o una agrupación de aldeas, un presidente. Nuestro hombre hablaba francés y era bastante despierto; en una larga conversación le expuse nuestras demandas: necesitábamos unos cargadores para ir hasta el lago a buscar conservas y otros abastecimientos, los campesinos debían asegurarnos la ayuda y algunas hortalizas que se consiguieran y tabaco en rama. Lo que nosotros podíamos ofrecer era una parte de los alimentos u objetos traídos desde el lago, pagar la comida que nos suministraran, darles asistencia médica y medicamentos gratuitos, dentro de nuestras posibilidades, y semillas de hortalizas, cuyo producto partiríamos. El presidente tomó nota de todas estas cosas y se reunió en asamblea con sus compañeros, trayéndome muy ceremoniosamente, a los dos o tres días, una respuesta escrita a máquina, firmada y con multitud de sellos, en la cual nos contestaba que buscaría los hombres para enviarlos al lago, nos garantizarían la comida y tratarían de buscar el tabaco, pero no podían aceptar el pago pues era una norma de la Revolución que los campesinos debían alimentar al ejército, y la mantendrían (p. 85).

Concordamos con Machado en la imposibilidad de tener 50 médicos ahí, a menos que los organizáramos como una guerrilla, y estuvo de acuerdo conmigo en las características realmente alarmantes que presentaba la situación, pues había sido testigo de toda la depravación que existía en los frentes y captado el espíritu de la revolución.

Tenía esperanzas de que algunos compañeros, como el ministro de Salud Pública autóctono, pudieran ayudar a poner un poco de orden, sobre todo porque este pertenecía a la zona de Fizi y tenía autoridad. Sin embargo, fue una figura nula; estuvo allí hasta el final, salvo un corto tiempo en que salió a cumplir alguna misión, pero se mantuvo totalmente alejado de Masengo (no sé de quién es la culpa) y más alejado aún de la realidad. Por supuesto, de sanidad no se podía ocupar: no había nada más que los médicos cubanos y los pocos medicamentos que llegaban eran para los frentes o para hacer algo de medicina elemental en las zonas donde acampaba una fuerza nuestra. Antes habíamos hablado con Masengo de la necesidad de atender más Fizi, de imponer la autoridad sobre el general y darle alguna atención, por ejemplo, en los médicos y la radio, pero ya era historia vieja pues Fizi pasaba a ser campo enemigo (p. 89).

La acción del clima no dejaba de hacerse sentir; a la endémica malaria se agregaba la gastroenteritis. En el diario de campaña tenía apuntado, hasta que el rigor de las carreras venció al espíritu científico, la estadística de mi caso; en 24 horas más de 30 deposiciones. Cuántas más, lo sabe la manigua. Muchos compañeros sufrían del mismo mal, que no era duradero ni muy rebelde a los antibióticos fuertes, pero contribuía a debilitar una moral ya enferma (p. 92).

Tomamos los costados de la loma, porque estábamos todavía en un hoyo, mientras se realizaba la cura de Bahaza. Este tenía una herida de bala que le atravesaba, fracturándolo completamente, el húmero, también una costilla, y estaba internada en el pulmón. Su herida me hizo recordar a la de un compañero que había atendido hacía años en Cuba y que había muerto a las pocas horas; Bahaza era más fuerte, sus huesos poderosos habían frenado la bala que, al parecer, no había llegado al mediastino, pero estaba muy dolorido; se le entablilló como mejor se pudo e iniciamos una fatigosísima ascensión por lomas muy empinadas, muy resbalosas por el agua caída, con una carga muy pesada, llevada por hombres agotados y sin una correcta cooperación de los compañeros congoleses en este transporte (p. 99).

Bahaza parecía bastante mejorado; hablaba, se sentía un poco menos dolorido aunque muy nervioso y había tomado caldo de pollo; tranquilizado por su estado le tomé una foto en la que aparecían sus grandes ojos, saltones de habitual, expresando una ansiedad que no supimos prever. En la madrugada del día 26 de octubre, el enfermero vino a avisarme que Bahaza, después de tener una crisis y arrancarse las vendas, había muerto, aparentemente de un neumotórax agudo. Por la mañana cumplimos el solemne y triste ritual de cavar la fosa y enterrar al compañero Bahaza, era el sexto hombre que perdíamos y el primero que podíamos honrar de cuerpo presente. Y ese cuerpo era una acusación muda y viril, como lo fuera su conducta desde el momento de la herida, contra mi imprevisión, mi estupidez (p. 100).

A la rapidez y el entusiasmo con que los campesinos respondieron a la llamada contribuyó también un episodio lamentable: en la barrera de Lubonja, un grupo de congoleses decidió confeccionar, con granadas, trampas caza–bobo, y así lo hicieron, pero no dieron aviso a sus compañeros; otro grupo de congoleses pasó por allí y cayó en la trampa destinada al enemigo. Tres heridos leves y uno grave, con una perforación en el vientre, llegaron al hospital; atribuían su herida a un morterazo tirado por el enemigo en avance. Los heridos leves fueron rápidamente curados, pero al otro hubo que hacerle una delicada extirpación de asas intestinales en condiciones muy difíciles, al aire libre, con el peligro constante de que los aviones pasaran cerca, ya que estaban sobrevolando la zona. A pesar de todo, se realizó la operación exitosamente, elevando los valores del compañero Morogoro, el cirujano, lo que nos permitió insistir en que se acabara rápidamente el hospital, lugar apacible y tranquilo para poder realizar esas tareas a buen recaudo.

Esa misma noche llegó otro herido con dos perforaciones. ¿Qué había pasado? Al oír la explosión, todo el grupo salió huyendo; los heridos leves y el herido en el vientre, que se podía valer, corrieron también, siendo recogidos por sus compañeros, pero hubo uno que quedó allí; tal vez no se podía mover por la gravedad de su estado o simplemente atemorizado. Al anochecer, viendo que los guardias no avanzaban, algunos de los congoleses determinaron acercarse a buscar sus armas (las habían botado en la huida) y fue entonces que encontraron a este compañero herido. Fue trasladado al hospital, llegando de noche. No teníamos lámparas ni luces adecuadas; iluminándonos con dos linternas, hubo que hacer una operación aún más difícil que la anterior, con un hombre en pésimas condiciones físicas y sin medicinas adecuadas. En la madrugada, a pesar de todos los esfuerzos, cuando ya se habían acabado de tratar las cuatro perforaciones, murió el paciente. Todo esto, más la atención que hubo para una mujer herida en singular combate con un búfalo (que sucumbió a los lanzazos), hizo mucho por la estimación de los campesinos, y logramos formar un núcleo capaz de resistir la influencia maligna de los jefes (p. 103).

Apuntes de Bolivia

Fragmentos tomados de *El Diario del Che en Bolivia*.

1967: Enero

Alejandro presenta síntomas de paludismo (p. 69).

Miguel cayó con una fiebre fuerte que tiene todas las características de ser paludismo. Yo estuve con el cuerpo «cortado» todo el día pero no explotó la enfermedad (p. 70).

Miguel sigue con fiebre alta (p. 71).

Miguel mejoró pero ahora cayó Carlos con fiebre alta.

Se hizo hoy la prueba de la tuberculina.

Carlos sigue con fiebre; típicamente palúdica (p. 73).

El Médico curó los hijos, engusanados y otro pateado por una yegua y nos despedimos (p. 83).

1967: Febrero

Inti está mal; «aventado» por segunda vez en una semana (p. 89).

A las 12 salimos, con un sol que rajaba piedras y poco después me daba una especie de desmayo al coronar la loma más alta y a partir de ese momento caminé a fuerza de determinación. La altura máxima de la zona está a 1 420 m; de allí se domina una amplia zona incluido el Río Grande, la desembocadura del Ñancahuazú y una parte de Rosita (p. 90).

1967: Marzo

La moral de la gente es baja; Miguel tiene los pies hinchados y hay varios más en esas condiciones (p. 101).

Decidimos comernos el caballo, pues ya era alarmante la hinchazón. Miguel, Inti, Urbano, Alejandro, presentaban diversos síntomas; yo una debilidad extrema.

Se descifra completo mensaje #32 que anuncia la llegada de un boliviano para incorporarse con otro cargamento de glucantine, un antiparasitario (leismania). Hasta ahora no tenemos casos de esos (p. 102).

1967: Abril

Pronto llegaron las primeras noticias, con un saldo desagradable: *El Rubio*, Jesús Suárez Gayol, estaba herido de muerte. Y muerto llegó a nuestro campamento; un balazo en la cabeza

(p. 123).

La vanguardia salió a las 6.15 y nosotros a las 7.15, caminando bien hasta el río Iquira, pero Tania y Alejandro se retrasaron. Cuando se les tomó la temperatura, Tania tenía más de 39 y 38 Alejandro. Además, el retraso nos impedía marchar como estaba programado. Dejamos a ellos dos, más el Negro y Serapio un kilómetro río arriba del Iquira, y seguimos (p. 128).

Al grupo de los rezagados se unió Moisés, que debe quedarse por un fuerte cólico de vías biliares (p. 129).

Al producirse un alto mandé a Urbano para que ordenara la retirada pero vino con la noticia de que Rolando estaba herido; lo trajeron al poco rato ya exangüe y murió cuando se empezaba a pasarle plasma. Un balazo le había partido el fémur y todo el paquete vásculonervioso; se fue en sangre antes de poder actuar (p. 137).

En otro plano, el aislamiento sigue siendo total; las enfermedades han minado la salud de algunos compañeros, obligándonos a dividir fuerzas, lo que nos ha quitado mucha efectividad; todavía no hemos podido hacer contacto con Joaquín (p. 140).

1967: Mayo

Solo nos queda la manteca como alimento, me sentía desfallecer y debí dormir 2 horas para poder seguir a paso lento y vacilante; la marcha en general se hizo así. Comimos sopa de manteca en la primera aguada. La gente está débil y ya habemos varios con edema (p. 147).

Día de eructos, pedos y vómitos y diarreas; un verdadero concierto de órgano. Permanecimos en una inmovilidad absoluta tratando de asimilar el puerco. Tenemos dos latas de agua. Yo estuve muy mal hasta que vomité y me compuse (p. 148).

Al comenzar la caminata, se me inició un cólico fortísimo, con vómitos y diarrea. Me lo cortaron con demerol y perdí la noción de todo mientras me llevaban en hamaca; cuando desperté estaba muy aliviado pero cagado como un niño de pecho. Me prestaron un pantalón, pero sin agua, hiedo a mierda a una legua. Pasamos todo el día allí, yo adormilado.

Raúl presentó una tumoración en una rodilla con intenso dolor que no lo deja caminar; se le aplicó un antibiótico fuerte y mañana se le hará una punción. Caminamos unos 15 kms (p. 150).

Se le hizo la punción a Raúl, extrayéndole 50 cc de líquido purulento; se le hace tratamiento general antinfeccioso; no puede, prácticamente, dar un paso. Extraigo mi primera muela en esta guerrilla; víctima propiciatoria: Camba; todo marchó bien (p. 151).

Raúl mejora lentamente; se le hizo una segunda punción extrayéndole unos 40 cc de líquido purulento. Ya no tiene fiebre pero está dolorido y no puede caminar casi; es mi preocupación actual (p. 152).

1967: Junio

Después de dos días de profusas extracciones dentales en que hice famoso mi nombre de Fernando Sacamuelas (a) Chaco, cerré mi consultorio y salimos por la tarde; caminando poco más de una hora (p. 169).

El asma me está amenazando seriamente y hay muy poca reserva de medicamentos.

(…) Mi asma aumenta (p. 171).

La retirada se demoró y llegó la noticia de dos heridos: Pombo, en una pierna y Tuma en el vientre. Los llevamos rápidamente a la casa para operarlos con lo que hubiera. La herida de Pombo es superficial y solo traerá dolores de cabeza su falta de movilidad, la de Tuma le había destrozado el hígado y producido perforaciones intestinales; murió en la operación. Con él se me fue un compañero inseparable de todos los últimos años, de una fidelidad a toda prueba y cuya ausencia siento desde ahora casi como la de un hijo (p. 172).

1967: Julio

La pierna de Pombo no evoluciona con suficiente rapidez debido, probablemente, a los interminables viajes a caballo pero no tiene complicaciones ni se temen ya. Mi asma sigue dando guerra (p. 179).

El asma me castigó con fuerza y por primera vez me impidió dormir (p. 180).

Me inyecté varias veces para poder seguir usando al final una solución de adrenalina al 1/900 preparada para colirio. Si Paulino no ha cumplido su misión, tendremos que retornar al Ñancahuazú a buscar medicamentos para mi asma (p. 182).

El asma me trató duro y se van acabando los míseros calmantes (p. 191).

Las cosas sucedieron así: Ricardo y Aniceto cruzaron imprudentemente por el limpio e hirieron al primero. Antonio organizó una línea de fuego y entre Arturo, Aniceto y Pacho lo rescataron, pero hirieron a Pacho y mataron a Raúl de un balazo en la boca. La retirada se hizo dificultosamente, arrastrando a los dos heridos (…).

Pacho venía a caballo, pero Ricardo no podía montar y hubo que traerlo en hamaca. Envié a Miguel, con Pablito, Darío, Coco y Aniceto a que tomara la desembocadura del primer arroyo, en la margen derecha, mientras nosotros curábamos los heridos. Pacho tiene una herida superficial que le atraviesa las nalgas y la piel de los testículos, pero Ricardo estaba muy grave y el último plasma se había perdido en la mochila de Willy. A las 22 murió Ricardo y lo enterramos cerca del río, en un lugar bien oculto, para que no lo localicen los guardias (p. 194).

El asma me sonó muy duro y ya agoté la última inyección antiasmática; no quedan sino tabletas para unos 10 días (p. 197).

Pacho se recupera bien, yo en cambio estoy mal; el día y la noche estuvieron duros para mí y no se vislumbra salida a corto plazo. Probé la inyección endovenosa de novocaína sin resultado (p. 198).

1967: Agosto

Me abrieron un ántrax en el talón, lo que me permite apoyar el pie, pero todavía muy dolorido y con fiebre.

Pacho, muy bien (p. 201).

Me volvieron a curar el pie; estoy mejorando, pero no estoy bien (p. 202).

(…) Pacho mejora a buen ritmo y mi asma tiene tendencia a aumentar desde ayer; ahora tomo 3 tabletas al día. El pie está casi bien (p. 203).

Hizo frío pero no pasé una noche mala; hay que abrirme otro absceso en el mismo pie. Pacho está dado de alta (p. 204).

Yo comí urina y a la media noche me dio un fuerte ataque de asma. El Médico sigue enfermo de un aparente lumbago con toma del estado general que lo convierte en un inválido (p. 206).

Le hice una anestesia regional al Médico y con eso pudo viajar, en la yegua, aunque llegó dolorido; parece un poco mejorado; Pacho hizo el camino a pie (p. 207).

El Médico sigue dolorido y administrándose talamonal; yo bastante bien (p. 208).

Ya la situación se tornaba angustiosa; los macheteros sufrían desmayos, Miguel y Darío se tomaban los orines y otro tanto hacía el Chino, con resultados nefastos de diarreas y calambres (p. 212).

1967: Septiembre

Día estomatológico; le extraje piezas a Arturo y Chapaco (p. 227).

Llegamos al rancho denominado Loma Larga, yo con un ataque al hígado, vomitando, y la gente muy agotada por caminatas que no rinden nada (p. 232).

A los pocos momentos llegaba Benigno herido y luego Aniceto y Pablito, con un pie en malas condiciones; Miguel, Coco y Julio habían caído (p. 234).

Benigno está muy bien, pero el Médico no se acaba de recuperar (p. 237).

Curamos a Benigno que tiene un poco supurada la herida y le apliqué una inyección al Médico. De resultas de la cura, Benigno se quejó de dolor por la noche (p. 242).

A MODO DE EPÍLOGO

Me eduqué en esta isla del Caribe, y soy fruto de un amor inmenso, por eso mis padres son mis mejores ejemplos, pero como papá no estuvo presente físicamente en mi formación como ser humano, es posible que en mi primera infancia ya decidiera que sería médico porque él lo era. Claro que con el pasar del tiempo fui afianzando mi convicción ante la profesión de galeno, con el objetivo de devolver un poco de todo el amor recibido.

Así, más o menos, es como explico el porqué de mi elección profesional, pero lo cierto es que me gusta mucho lo que hago, me siento una persona muy completa cuando recibo el cariño de mis pacientes, aunque indiscutiblemente el ejemplo del Che me estimula a cumplir con mi deber en otras tierras del mundo.

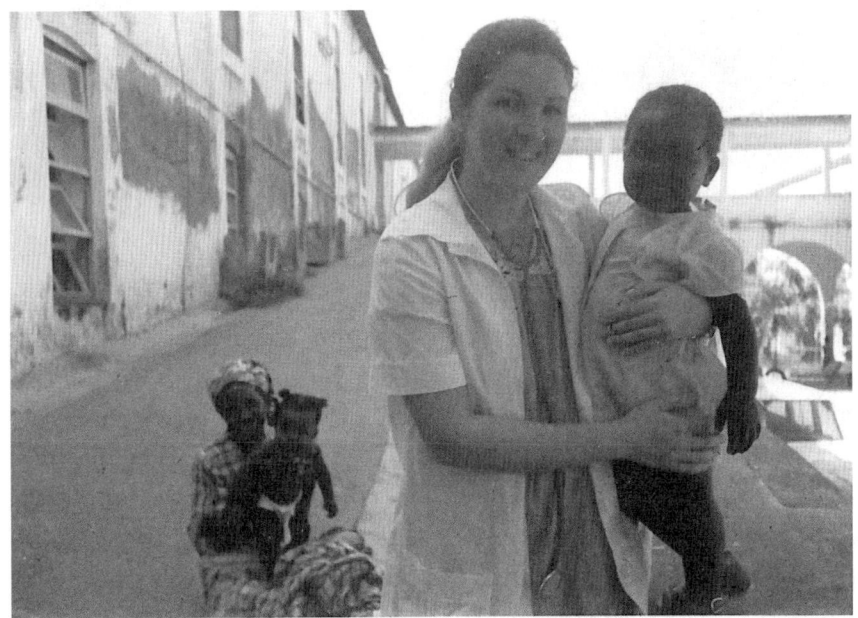

Cuando estaba terminando la carrera de Medicina, triunfa la Revolución Sandinista; Cuba no tenía suficientes médicos para enviar a Nicaragua, y realmente necesitaban ayuda urgente, por lo que el Comandante en Jefe Fidel Castro conversa con los estudiantes que comenzaban el último año de la carrera para ver quién quería hacer el Internado (último año de la carrera de Medicina) internacionalista y muchos jóvenes dimos el paso al frente, solo de mi curso fuimos más de 400 muchachos.

Fue una experiencia inolvidable, podría contarles miles de anécdotas, pero no es este el objetivo ahora, sin embargo, debo decirles que esa experiencia nos hizo mejores profesionales y sobre todo mejores seres humanos. En cada momento del camino, de triunfos y reveces, estuvo siempre presente el ejemplo del Che.

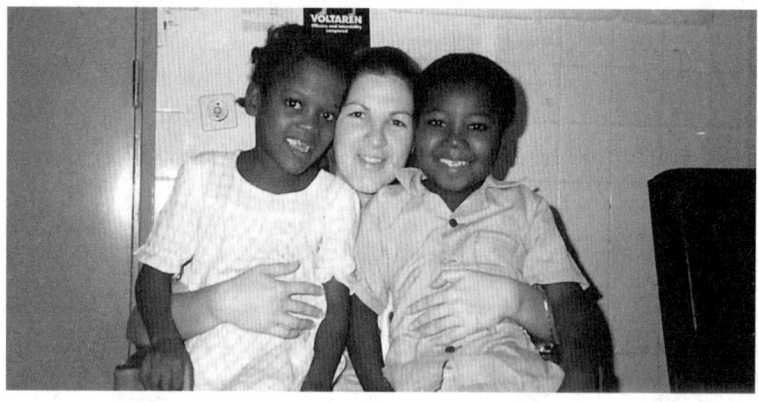

Años después partí hacia Angola, en plena guerra. Allí estuvimos nosotros, jóvenes cubanos, tratando por todos los medios de salvar, en mi caso, vidas de niños, muy lejos de la patria, pero con la convicción de que estábamos devolviendo un poquito de todo lo que le debemos a ese inmenso continente. Derramé muchas lágrimas, conviví junto a ese pueblo momentos gloriosos y otros muy tristes. Me llenan el recuerdo las caritas de mis niños tuberculosos en los que me refugié en busca de amor y fuerza para enfrentar la dura realidad que nos golpeaba todos los días en el hospital María Pía, que luego se llamó Josina Machel, en Luanda.

Allí aprendí mucho como médico, pero especialmente a luchar sin cuartel contra todo lo que se llame colonialismo, explotación, discriminación racial, contra todo lo que significa la hegemonía imperialista. Otra vez me acompañó el Che; pero claro, además de ser cubana, soy su hija y es por eso que quise agregar al libro este pequeño acápite, porque yo soy el fruto de esta inmensa Revolución Cubana que forja a sus hijos en el respeto a la vida de cualquier ser humano, en cualquier parte del mundo.

Soy fruto de la educación internacionalista que recibimos, de la solidaridad con que nos forjan y por eso trabajo con el Movimiento sin Tierra de Brasil, he dado consultas en Esmeralda y Cotacachi, en Ecuador; con muchísimo placer lo he hecho con la Fundación Un Mundo Mejor es Posible, en la Brigada médica Che Guevara, con jóvenes galenos egresados de la ELAM (Escuela Latinoamericana de Medicina) y profesionales argentinos de diversas especialidades, con los que vamos a lugares como Gan Gan, en la Patagonia; Humahuaca, en la provincia de Jujuy; el Dorado, en Misiones; Santo Lugares, en la provincia de Santiago del Estero; Valle de Traslasierras en Córdoba. En estos últimos años he estado trabajando en municipios de Michoacán, México, como Nueva Italia, Uruapan, Paracho y San Juan Nuevo y siempre he tratado de hacer lo mejor posible mi función social, tal y como el Che nos mostró con su ejemplo de vida.

Por eso nuestro Che vive y continúa presente, multiplicado en cada uno de nosotros, los que estamos convencidos que la solidaridad es la mejor expresión de la ternura de los pueblos y solamente practicándola como lo hacemos los cubanos, podemos construir un mundo mucho mejor para todos.

¡Hasta la Victoria Siempre!

Aleida Guevara March

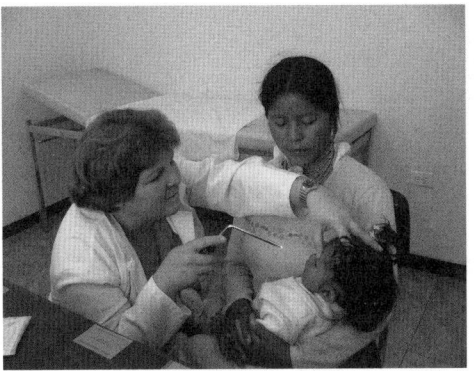

LIBROS CITADOS

Ernesto Che Guevara: *Diarios de motocicleta*, Ocean Sur, 2023.

_____: *El Diario del Che en Bolivia*, Ocean Sur, 2024.

_____: *Guerra de guerrillas*, Ocean Sur, 2025.

_____: *Pasajes de la guerra revolucionaria*, Ocean Sur, 2025.

_____: *Otra vez. Diario del segundo viaje por Latinoamérica*, Ocean Sur, 2025.

_____: *Pasajes de la guerra revolucionaria (Congo)*, Ocean Sur, 2024.

_____: *La épica del tiempo. Biografía del Che en facsimilares*, Ocean Sur, 2017.

Ernesto Guevara: *Mi hijo el Che*, Editorial Planeta, 1981.

01 14

J